Christian A. Müller
Bertold Renner
Zurück zum richtigen Riecher

Christian A. Müller
Bertold Renner

ZURÜCK ZUM RICHTIGEN RIECHER

Selbsthilfe bei Riech- und Schmeckstörungen

maudrich

Bibliografische Information der Deutschen Nationalbibliothek
Die Deutsche Nationalbibliothek verzeichnet diese Publikation in der Deutschen Nationalbibliografie; detaillierte bibliografische Daten sind im Internet über http://dnb.d-nb.de abrufbar.

Umschlagbilder: © CSA Images, iStock
Bildquellen: S. 5, 6, 7: © Julia Albul, AdobeStock; S. 11, 37, 59, 91: © CSA Images, iStock; S. 13: © Graficriver, AdobeStock; S. 16: © designua + Graficriver, AdobeStock; S. 19: © bilderzwerg, AdobeStock; S. 20: © Bulgakova Kristina, iStock; S. 21: © Axel Kock, AdobeStock; S. 22: © Pikovit44, iStock; S. 25: © Aldona, iStock; S. 27: © ttsz, iStock; S. 28: © fancytapis, AdobeStock; S. 29: © adapt. nach D. P. Hänig, 1901; S. 30: © rob3000, AdobeStock; S. 31: © MrKornFlakes, iStock; S. 32, 34: © Florian Spielauer; S. 43, 44: © sveta, AdobeStock; S. 47: © Henrie + Анна Богатырева, AdobeStock; S. 49: © irina, iStock; S. 52: © Pepermpron, AdobeStock; S. 53 rechts: © Microgen, AdobeStock; S. 55: © MaskaRad + SergioProvilskyi, iStock; S. 56 oben: © Teeradej, AdobeStock; S. 61: © Microgen, AdobeStock; S. 65: © Alexander Raths, AdobeStock; S. 75: © Facultas Verlags- und Buchhandels AG; S. 77: © stefanamer, iStock; S. 79: © ValentynVolkov, iStock; S. 82: © fovito, AdobeStock; S. 83: © audioundwerbung, iStock; S. 87: © Olga Peshkova, iStock; S. 88: © oleksajewicz, iStock; S. 89: © fermate, iStock;
Lektorat: Facultas Verlags- und Buchhandels AG
Umschlaggestaltung, Typografie und Satz: Florian Spielauer, Wien
Druck: Finidr, Tschechien
ISBN 978-3-99002-166-8 (Print)
ISBN 978-3-99111-857-2 (E-Pdf)

TREE ONE FOR TITLE
Mit der Erscheinung dieses Buches haben wir **zusammen mit der Druckerei FINIDR** einen neuen Baum gepflanzt.

FSC www.fsc.org
MIX
Papier aus verantwortungsvollen Quellen
FSC® C014138

Wichtiger Hinweis

Dieser Ratgeber soll interessierten Patient:innen, die mehr über Ihre Symptome und Krankheiten erfahren wollen, zusätzliche Informationen bieten. Er kann jedoch nicht den persönlichen Kontakt mit Ihrer Ärztin bzw. Ihrem Arzt ersetzen. Bevor Sie eine Therapie beginnen, beenden oder in irgendeiner Form verändern, konsultieren Sie unbedingt Ihre Ärztin bzw. Ihren Arzt!

Wir weisen darauf hin, dass die Entwicklung in der Medizin rasch vor sich geht und sich einige in diesem Buch enthaltene Informationen über Medikamente und Behandlungsmöglichkeiten möglicherweise schnell verändern können.

Vorwort

Die menschliche Nase ist ein Hochleistungsorgan, das unsere Lungen mit gereinigter, erwärmter und befeuchteter Luft versorgt und einen der fünf Sinne enthält, der entscheidend zu unserer Lebensqualität beiträgt.

Der menschliche Geruchssinn liefert uns sowohl bewusst wahrgenommene Informationen wie den Geruch und den Geschmack von Speisen als auch Gerüche aus unserer belebten und unbelebten Umgebung, die unser Wohlbefinden entscheidend mitgestalten, ohne dass wir uns dessen immer bewusst sind.

Ein kleiner Bereich der Nasenhöhle (ganz oben im Nasendach) wird von der hochsensiblen Riechschleimhaut ausgekleidet, die es uns ermöglicht, die unterschiedlichsten Duftstoffe oft schon in geringsten Konzentrationen wahrzunehmen. So fällt den Betroffenen oft erst auf, wie viel ihnen fehlt, wenn sie den Verlust des Riechvermögens schmerzlich bemerken.

Durch die Erläuterung der Abläufe in der Nase und im Gehirn nach dem Auftreten einer Riechstörung sowie der notwendigen diagnostischen Maßnahmen und der therapeutischen Möglichkeiten wollen wir allen Betroffenen helfen, einen optimalen Heilungserfolg zu erlangen.

Wir wünschen Ihnen eine möglichst vollständige Wiedererlangung des Geruchssinns und möchten Ihnen gleichzeitig vermitteln, dass es dazu nicht selten Geduld erfordert, jedoch auch Konsequenz in der Durchführung des Riechtrainings, das Sie als einfache, aber wirksame Therapie kennenlernen werden.

Wien und Dresden, im Dezember 2023
Christian A. Müller und Bertold Renner

Inhalt

DIE BASICS

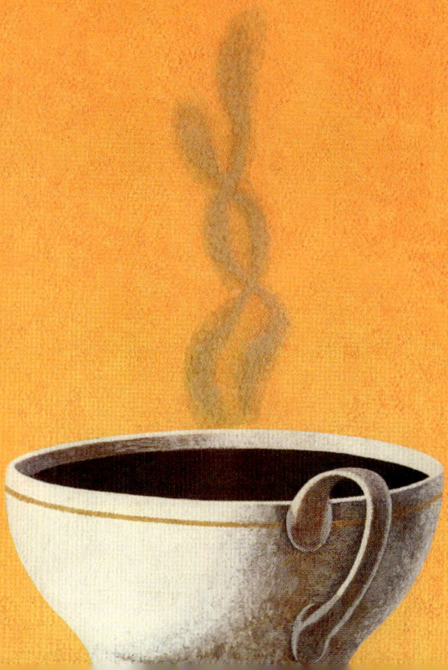

Die fünf Sinne und ihre Bedeutung

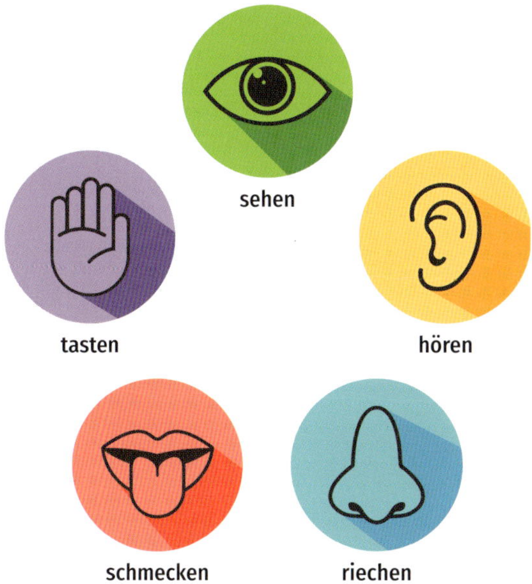

Mithilfe unserer Sinne können wir unsere Umgebung erfahren und auf sie reagieren. Ohne die entsprechenden Funktionen unserer Augen und unserer Ohren bleiben wir blind und taub für eine Reihe von Informationen, die ständig auf uns einwirken. Ein plötzlicher Verlust unseres Seh- oder Hörsinns hat dramatische Konsequenzen und lässt uns hilflos und verletzlich zurück. Ebenso benötigen wir unseren Tastsinn, um eine Vielzahl alltäglicher Handlungen auszuführen, die so einfach erscheinen, wie ein Trinkglas zu fassen und daraus zu trinken. Über unseren Tastsinn wird auch die überlebensnotwendige Schmerzempfindung vermittelt, die uns beispielsweise unsere Hand von der heißen Herdplatte zurückziehen lässt.

Demgegenüber spielen die beiden übrigen Sinne (Geruch und Geschmack) eine vordergründig weniger wichtige Rolle, da sie selten bewusst wahrgenommen werden, solange keine Einschränkung oder gar ein Verlust dieser entwicklungsgeschichtlich ältesten Sinne bemerkt wird. Ihre besondere Bedeutung wird vielen Betroffenen erst dann schmerzlich bewusst.

Welche Aufgaben haben Geruchs- und Geschmackssinn?

Eine essenzielle Aufgabe des Geruchssinns besteht in der Vermittlung der retronasal (von der Mundhöhle über den Rachen in die Nase kommend, s. S. 32) wahrgenommenen Aromen beim Essen und Trinken. Dadurch entsteht erst der vollständige Geschmackseindruck, also der Feingeschmack. Dazu gehören auch alle weiteren Sinne, denn auch Sehsinn, Tastsinn und Gehörsinn spielen hier eine wichtige Rolle (s. a. S. 34). Der Geschmackssinn erfüllt mit der Wahrnehmung der Qualitäten süß, sauer, salzig, bitter und umami wichtige Funktionen und kontrolliert als chemischer Nahsinn die Nahrung auf ihre Verträglichkeit, bevor sie verschluckt wird.

Hier ist vor allem die Wahrnehmung von Bittersubstanzen wichtig, die potenziell giftig sein können. Die Aufgabe des Geschmackssinns ist es, darüber zu entscheiden, ob ein Verschlucken der Nahrung verhindert werden sollte, um einer Gesundheitsschädigung vorzubeugen. Sollte es erforderlich sein, wird ein Würgereflex oder sogar Erbrechen ausgelöst.

Die anderen Geschmacksqualitäten sind für die Erkennung von energiereichen (Kohlenhydrate, süß), proteinreichen (umami), elektrolythaltigen (sauer, salzig) Lebensmitteln verantwortlich. Somit kommt dem Geschmackssinn eine besondere Bedeutung in Bezug auf viele Körperfunktionen zu. Hier zählen beispielsweise die Regulation unseres Körpergewichts, des Blutdrucks und des Elektrolythaushalts dazu.

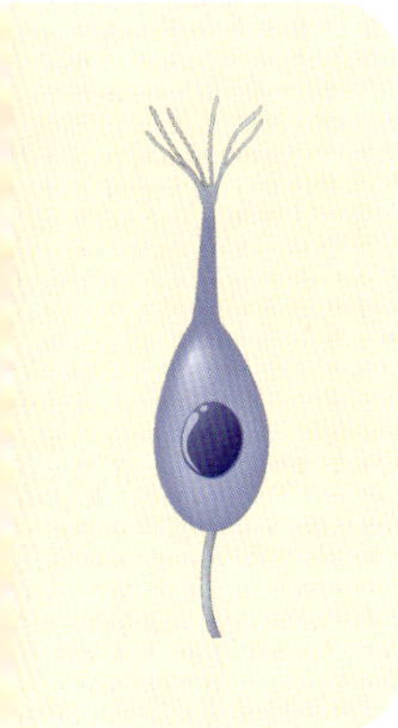

So sieht eine Geruchszelle stark vergrößert aus

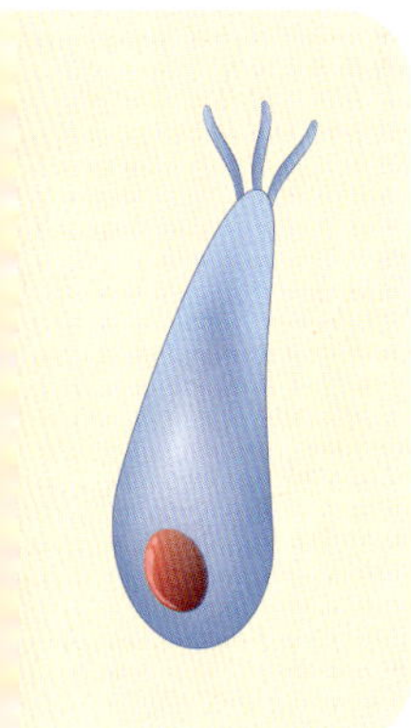

So sieht eine Geschmackszelle stark vergrößert aus

Neben der bewussten Hinweisfunktion auf unangenehme oder gefährliche sowie angenehme Gerüche versorgt uns unser Geruchssinn auch laufend mit olfaktorischen Informationen, die unbewusst bleiben. So konnte gezeigt werden, dass insbesondere die Partner:innenwahl durch unsere Nase beeinflusst wird. Der Ausdruck „jemanden nicht riechen können" verdeutlicht dies.

Genetische Merkmale bestimmen unter anderem unseren Körpergeruch und entscheiden auch teilweise darüber, wen wir (unbewusst) als genetisch optimal zu unseren Genen passend betrachten.

Die Aufgaben unseres Geruchssinns:

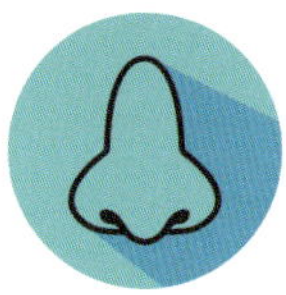

- Erkennung von Gefahren
- Wahrnehmung von Speisen und Getränken
- Wahrnehmung von Umweltgerüchen
- zwischenmenschliche Kommunikation

Die Aufgaben unseres Geschmackssinns:

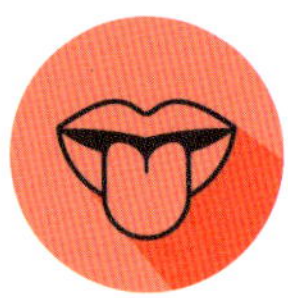

- Erkennung von potenziell giftigen Stoffen
- Wahrnehmung energiereicher Nahrungsmittel
- Regulation des Salz-/Elektrolythaushalts
- Beteiligung an der Feingeschmackswahrnehmung

Der Geruchssinn versorgt unser Gehirn laufend mit Informationen über die Zusammensetzung unserer Umgebungsluft, sofern die Duftstoffmoleküle bei ausreichender Nasenatmung bis zur Riechschleimhaut ins Nasendach gelangen. Die Wahrnehmung unserer olfaktorischen Umwelt erfolgt meist unbewusst, kann aber beim Auftreten ungewohnter oder potenziell gefährlicher Gerüche plötzlich in unser Bewusstsein dringen. Dann reagieren wir entsprechend, indem wir unsere Aufmerksamkeit auf Gefahren wie etwa einen Brandherd richten. Oder plötzlicher Gasgeruch lässt uns die Fenster öffnen und Hilfe holen.

Somit besteht eine wichtige Aufgabe des Geruchssinns darin, uns vor Gefahren zu warnen und vor körperlichen Schäden mit möglicherweise lebensbedrohlichen Folgen zu bewahren.

Natürlich müssen von uns wahrgenommene Gerüche nicht immer Gefahr signalisieren, der Informationsgehalt neu auftretender Gerüche kann auch positive Gefühle vermitteln. So riecht es beispielsweise angenehm nach einer köstlichen Mahlzeit oder wir empfinden die Natur um uns herum intensiver, wenn wir zum Beispiel im Wald spazieren gehen, auf einer Wiese liegen oder eine frische Meeresbrise am Strand wahrnehmen.

Hingegen lösen unangenehme Gerüche plötzliche negative Stimmungen in uns aus. Bei als zu stark empfundenen Parfumgerüchen in einer Drogerie kann dies „nur“ unangenehm sein oder aber mit Unwohlsein oder Kopfschmerzen einhergehen. Die Wahrnehmung von Fäkal- oder Aas-Gerüchen kann im besten Fall zu Übelkeit, jedoch auch zu Erbrechen führen.

Sowohl positiv als auch negativ bewertete Gerüche prägen daher die Wahrnehmung unserer Umwelt maßgeblich und tragen entscheidend zu unserer Lebensqualität bei.

Um den Warncharakter von Gerüchen zu erhalten, haben sich wichtige biologische Mechanismen herausgebildet, die es uns ermöglichen, auf neue Gerüche zu reagieren. Es ist nämlich wichtig, dass einzelne Duftstoffe auch als solche wahrgenommen werden und nicht in den Wolken vieler Aromen um uns herum untergehen. Dazu ist es essenziell, dass einmal von uns wahrgenommene Duftstoffe in ihrer Intensität abnehmen, um Raum für die Wahrnehmung weiterer Gerüche zu schaffen. Der Begriff für das Nachlassen der Empfindung vorhandener Gerüche bis zu deren vollkommenem Verschwinden wird als Adaptation bezeichnet, also die Geruchsgewöhnung oder Anpassung an den Geruch. Dieser physiologische Prozess geschieht direkt an den Rezeptoren der Riechnervenzellen in der Riechschleimhaut. Dabei kommt es durch die Stimulation der spezifischen Geruchsrezeptoren zu einer negativen Rückkoppelung, die zur folgenden Unempfindlichkeit der Rezeptoren für diesen Geruch führt. Die Riechnervenzellen können also nach kurzer Zeit der Einwirkung eines Geruchs auf unsere Riechschleimhaut dessen Anwesenheit nicht mehr weiterleiten und der Geruch wird nicht mehr wahrgenommen. Somit ist die Nase wieder „frei“ für neue Eindrücke.

Unterstützt wird dieser wichtige Prozess auch durch den physiologischen Vorgang der zentralen Habituation (Gewöhnung). Dabei kommt es auf der Ebene des Zentralnervensystems (des Gehirns) zu einer Gewöhnung an Gerüche, indem vorhandene, gleichbleibende Geruchseindrücke von der bewussten Wahrnehmung ausgeblendet werden.

Riechen und Schmecken – wie funktioniert das eigentlich?

Riechen

Unsere Nase hat vielfältige Aufgaben zu erfüllen. Dazu gehören neben der Atemfunktion auch die Klimatisierung (Befeuchtung und Erwärmung) und die Reinigung der Atemluft sowie der Transport der Duftstoffmoleküle zur Riechschleimhaut.

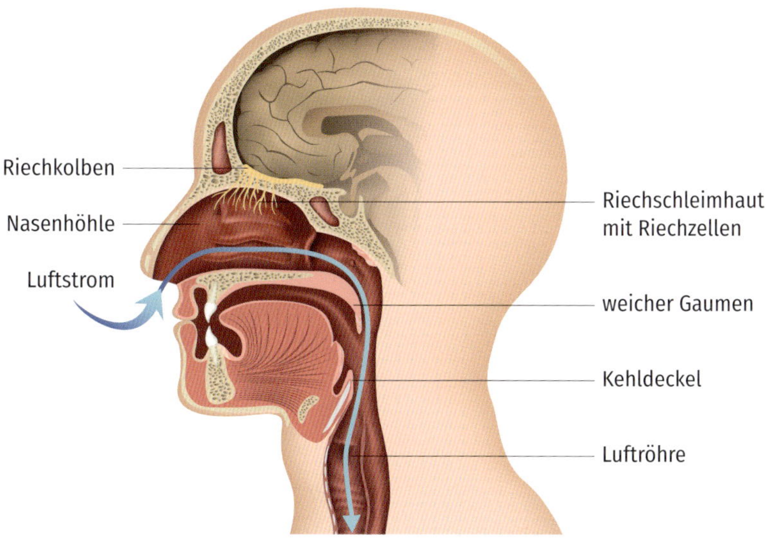

Luftstrom bei der Atmung von der Nasenhöhle in die Luftröhre

Aufbau der Nase

Die **Riechschleimhaut** (Schleimhaut der Nase, die auch die Riechsinneszellen enthält) befindet sich im Dach der beiden Nasenhaupthöhlen (siehe Abb. S. 19), die mittig von der Nasenscheidewand getrennt werden, und misst nur wenige Quadratzentimeter. Sie erstreckt sich vom oberen Bereich der Nasenscheidewand jeweils bis zur seitlichen Nasenwand, die aus den drei Nasenmuscheln besteht: Die obere und Teile der mittleren Nasenmuschel enthalten die „sensorische" (die Sinnesempfindungen betreffende) Riechschleimhaut mit Riechnervenzellen (s. Abb. S. 19), die untere Nasenmuschel ist lediglich mit befeuchteter Schleimhaut (respiratorisches Epithel) ausgekleidet.

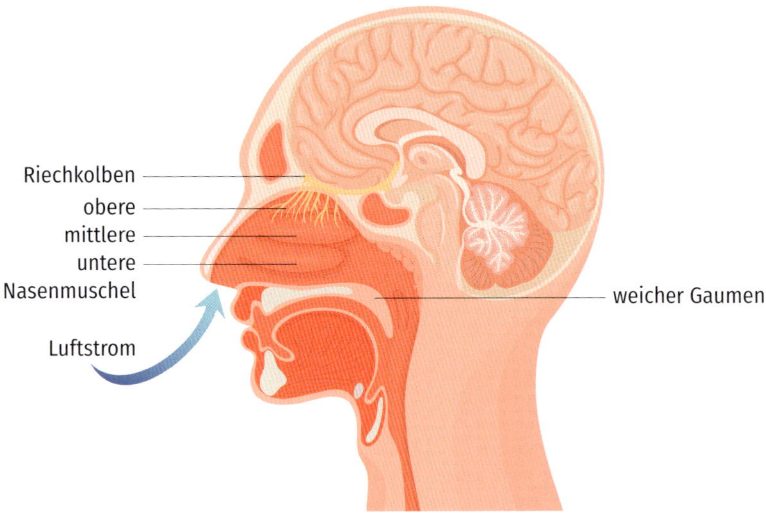

Der Riechvorgang

In dieser Schleimhaut befinden sich viele Blutgefäße, die maßgeblich zum Schwellungszustand der unteren Nasenmuschel beitragen und somit darüber entscheiden, wie viel Luft durch die Nase strömen kann.

Riechvorgang

Der Luftstrom durch die Nase (siehe Abb. S. 19 und 20) verläuft normalerweise in den unteren Nasenbereichen. Dort wird durch den intensiven Kontakt mit der Schleimhaut die oft kalte und trockene Luft erwärmt, befeuchtet und gereinigt. Erst durch bewusstes Schnüffeln, bei dem langsam und tiefer durch die Nase eingeatmet wird, erhöht sich die Menge an verwirbelten Duftstoffen, die so ins Nasendach (obere Begrenzung der Nasenhöhle) zur Riechschleimhaut gelangen. Anhand dieser Vorgehensweise können Gerüche besser und intensiver wahrgenommen werden.

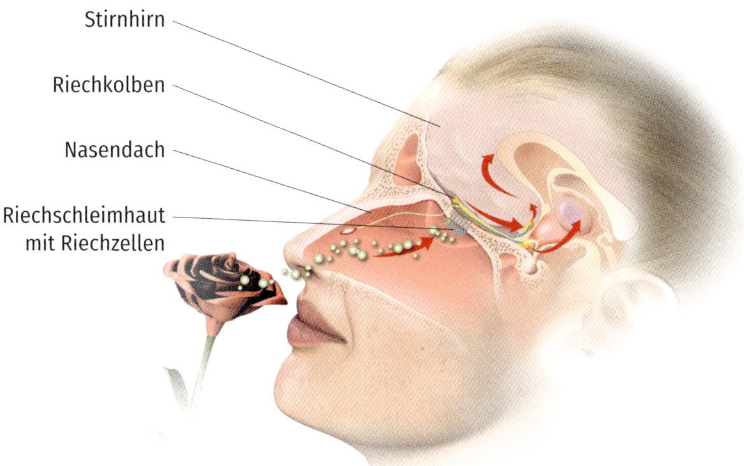

Weiterleitung von Duftstoffen über die Riechschleimhaut an das Gehirn

Die Riechschleimhaut besteht aus drei verschiedenen Zellarten, von denen nur die Riechnervenzellen (von denen wir mehrere Millionen in der Riechschleimhaut besitzen) die Duftstoffe erkennen. Dies geschieht mithilfe von Rezeptoren, die sich auf den Zell-Enden der Riechnervenzellen befinden. Diese stellen die Verbindung der Duftstoffe zur Riechschleimhaut her. Jede Riechnervenzelle bildet einen bestimmten Rezeptortyp aus, jeder Mensch verfügt über etwa 400 davon. Sobald ein Teil eines Duftstoffmoleküls einen Rezeptor aktiviert, wird ein elektrisches Signal entlang der Riechnervenzelle bis zum Riechkolben (siehe Abb.) weitergeleitet, der sich im Gehirn an der Unterseite des Stirnhirns befindet.

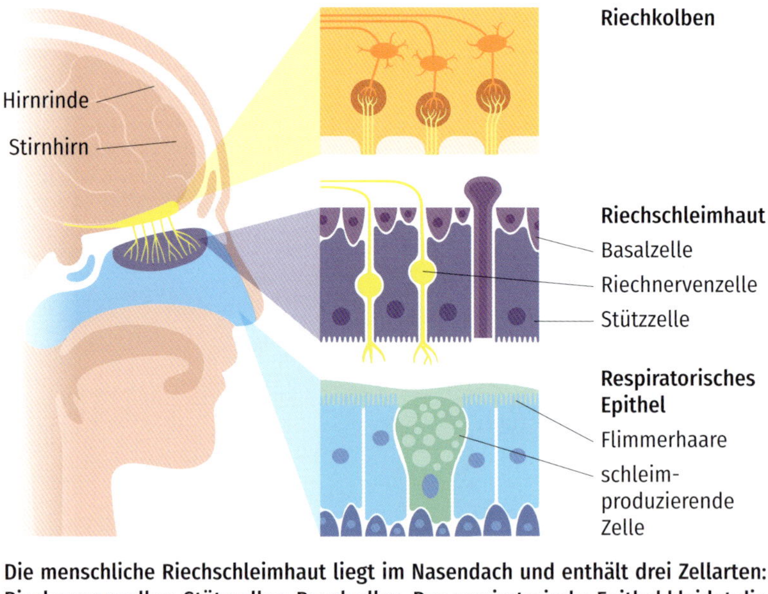

Die menschliche Riechschleimhaut liegt im Nasendach und enthält drei Zellarten: Riechnervenzellen, Stützzellen, Basalzellen. Das respiratorische Epithel kleidet die restliche Nasenhöhle aus und enthält Flimmerhaare und schleimproduzierende Zellen. Der Riechkolben ist bereits ein Teil des Gehirns.

Da jedes Duftmolekül charakteristische Oberflächen besitzt, die verschiedene Rezeptoren aktivieren, werden auch mehrere Riechnervenzelltypen stimuliert und es entsteht somit ein spezifisches Erregungsmuster, das für jeden Duftstoff charakteristisch ist. Dieses Erregungsmuster wird über den Riechkolben und die nachfolgenden Hirnanteile bis zur Hirnrinde transportiert, wo der Duftstoff erst bewusst wahrgenommen wird.

Für die einwandfreie Funktion der Riechnervenzellen benötigen diese die Hilfe der sogenannten Stützzellen (siehe Abb. S. 22). Diese stellen den zweiten Zelltyp innerhalb der Riechschleimhaut dar und umgeben die Riechnervenzellen direkt, um sie in ihrer Funktion zu unterstützen. Ohne die Stützzellen kann die Weiterleitung der Duftstoffinformation von den Riechnervenzellen zu höheren Hirnstrukturen nicht korrekt stattfinden. Somit kommt es bei einer Schädigung dieses Zelltyps zu Funktionseinschränkungen oder auch zu sekundären Schädigungen der Zellen, was typischerweise bei der COVID-bedingten Riechstörung der Fall ist, wie wir später noch erfahren werden (s. S. 42 ff.).

Der dritte und ebenfalls sehr wichtige Zelltyp der Riechschleimhaut sind die sog. Basalzellen (siehe Abb. S. 22), die ihrem Namen entsprechend basal in der Riechschleimhaut liegen und keinen Kontakt zur Nasenhaupthöhle haben und somit wie die Stützzellen nicht mit den Duftstoffen interagieren. Die Basalzellen sind ganz besondere Zellen, sie haben nämlich die Eigenschaften von Stammzellen (Körperzellen, die sich in verschiedene Zelltypen oder Gewebe ausdifferenzieren können) und bilden die Reservestation. Von den Basalzellen ausgehend werden laufend neue Riechnervenzellen gebildet. So besteht die Möglichkeit, die beim Menschen durch verschiedenste Ursachen zugrunde gegangenen Riechnervenzellen zu ersetzen. Dies stellt eine Besonderheit unter den

Nervenzellen dar, da diese normalerweise nicht erneuert werden und nach dem Absterben unwiederbringlich verloren gehen. Hier setzt das später ausführlich erklärte Riechtraining als Therapie von Riechstörungen (s. S. 61 ff.) an, bei denen die nervale Übertragung der sensorischen Geruchsreize gestört ist (sensorineurale Riechstörungen genannt).

Wie gelangen die Duftstoffsignale aus der Nase in unser Bewusstsein?

Nach der Aktivierung der Riechnervenzellen wird das Signal entlang vieler Nervenfortsätze von der Riechschleimhaut durch den dünnen Knochen der vorderen Schädelbasis in den direkt oberhalb der Schädelbasis liegenden Riechkolben (siehe Abb. S. 25) gesendet. Dort übertragen die Riechnervenzellen das elektrische Signal auf die nächste Nervenzelle, die nun als Fortsatz des Riechkolbens in tieferliegende Bereiche des Gehirns verläuft. Die ersten Anteile des Gehirns, die die Duftstoffinformation bearbeiten, sind entwicklungsgeschichtlich besonders alte Gehirnteile und beinhalten den Hippocampus (für Erinnerung und Merkfähigkeit zuständig, siehe Abb.), den Mandelkern (für Emotion und Gedächtnis zuständig, siehe Abb.) und das Limbische System (für die Verarbeitung von Gefühlen zuständig). Daran lässt sich erkennen, dass die unbewusst ablaufende Verarbeitung von Gerüchen in diesen Bereichen eng mit Erinnerung, Gedächtnis und Emotionen verknüpft ist. Erst danach wird die Information an die Großhirnrinde weitergeleitet, wo die bewusste Wahrnehmung von Gerüchen stattfindet. Im Gegensatz zum Geschmackssinn gibt es nicht nur einen Ort der zentralen Wahrnehmung von Gerüchen im Gehirn, sondern die entsprechenden Areale verteilen sich auf mehrere Bereiche im Stirnhirn und in den Schläfenlappen (siehe Abb. S. 25 und 30).

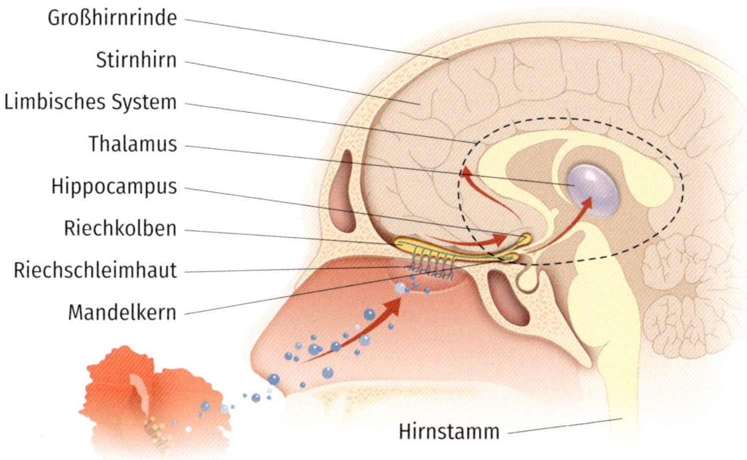

So gelangen Duftstoffe in unser Gehirn

Verfügt der Mensch über einen guten Geruchssinn?

Entgegen früherer Annahmen ist der menschliche Geruchssinn äußerst sensibel und reagiert auch auf geringste Konzentrationen bestimmter Duftstoffe. Dies merken wir eindrucksvoll, wenn wir beispielsweise einen Brand aus vielen Kilometern Entfernung wahrnehmen können. Auch sind Sensoriker:innen (Menschen, die die Eigenschaften von Nahrungsmitteln in Hinsicht auf ihren Geruch und Geschmack bewerten) in der Lage, geringste Fehlgerüche eindeutig zu erkennen. Und Parfümeur:innen erlangen durch jahrelanges Training die erstaunliche Fähigkeit, Tausende unterschiedliche Duftstoffe nicht nur unterscheiden, sondern zudem exakt benennen zu können.

Diese hoch entwickelten Eigenschaften unseres Geruchssinns wurden durch unzählige Experimente nachgewiesen, bei denen die Proband:innen auch mit „Supernasen“ aus dem Tierreich – wie der Maus – mithalten konnten und sogar bei manchen Duftstoffen niedrigere Geruchsschwellen aufwiesen, also die Duftstoffe bereits in niedrigeren Konzentrationen wahrnehmen konnten. Auch haben Untersuchungen gezeigt, dass der Mensch analog zu einem Fährtenhund in der Lage ist, einer Duftspur nur unter Zuhilfenahme seines Geruchssinns zu folgen.

Der Glaube, dass der Mensch einen rudimentären (unzureichenden) Geruchssinn hätte, stammt aus dem Ende des 19. Jahrhunderts, als einflussreiche Forscher ohne experimentelle Nachweise behaupteten, dass der Geruchssinn für den Menschen keine Bedeutung hätte. So wurde angenommen, dass dieser Sinn nur für die Nahrungssuche und Fortpflanzung im Tierreich wichtig und der geistig hoch entwickelte Mensch darauf nicht mehr angewiesen wäre. So gesehen ist es verständlich, dass Geruchs- und Geschmackssinn in den alten Lehrbüchern als „niedere Sinne“ bezeichnet wurden.

Heute wissen wir jedoch, dass dies wissenschaftlich belegt nicht der Fall ist und den sog. „chemischen Sinnen“ Riechen, Schmecken und Fühlen (siehe Fühlnerv, S. 33) auch beim Menschen eine große Bedeutung zukommt.

Aufgrund der Tatsache, dass die Nasenschleimhäute und somit auch die Riechschleimhaut im Dach beider Nasenhöhlen im Laufe des Lebens einer Vielzahl an potenziell schädigenden Einflüssen ausgesetzt sind, kommt es auf natürliche Weise zu einer Abnahme des Riechvermögens mit dem Alter. Dabei spielen Umwelteinflüsse und ein ungesunder Lebensstil (Stichwort Rauchen), aber auch die allgemeine Gesundheit eine wichtige Rolle. Die mit der Zeit eintretende Riechminderung kann im günstigsten Fall sehr gering ausfallen und gar nicht bemerkt werden – oder aber sehr deutlich sein. Wie in einem nachfolgenden Kapitel beschrieben (s. S. 49), muss die altersbedingte Riechminderung jedoch nicht immer bemerkt werden.

Schmecken

Wir können fünf verschiedene Geschmacksqualitäten wahrnehmen, nämlich

- süß,
- sauer,
- salzig,
- bitter und
- umami (Glutamat).

Die 5. Qualität mit der Bezeichnung umami (von japanisch köstlich) wurde erst 1908 vom japanischen Forscher Kikunae Ikeda entdeckt und später als Glutamat-Rezeptor nachgewiesen. Umami ist interessanterweise nur in geringen Konzentrationen wohlschmeckend und wird am ehesten mit Hühnerbrühe verglichen. Es kommt z. B. besonders in Käse, Thunfisch und Tomaten vor.

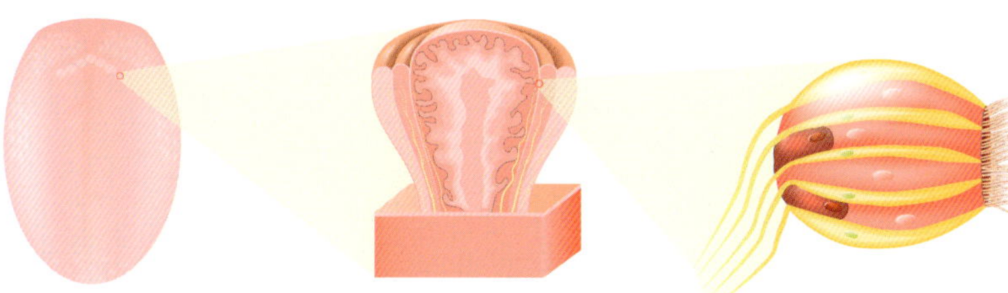

Zunge und Zungenoberfläche mit Geschmackspapillen

Der Ort der Geschmackswahrnehmung ist vor allem die Zunge, jedoch kommen Geschmacksknospen auch am weichen Gaumen und auf dem Kehldeckel vor. Auf der Zunge sind die mikroskopisch kleinen Geschmacksknospen auf den mit freiem Auge sichtbaren Papillen (Vorwölbungen des Bindegewebes in die Schleimhaut) verteilt (siehe Abb. unten). Sie weisen unterschiedliche Formen auf: die Pilz-Papillen auf der Oberseite der Zunge, die Blatt-Papillen am Seitenrand und die Wall-Papillen im hinteren Bereich der Zunge. Die Geschmacksknospen enthalten spezialisierte Sinneszellen, die die spezifischen Geschmacksreize, also Süß- und Bitterstoffe, saure und salzige Moleküle sowie Glutamat-haltige Substanzen über ihre Rezeptoren aufnehmen.

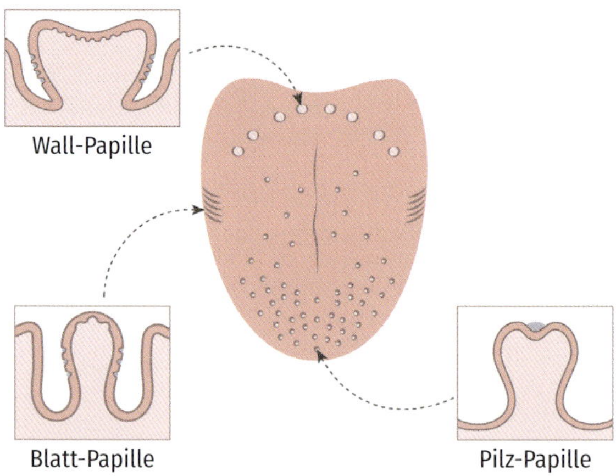

Die Zunge verfügt über unterschiedliche Geschmackspapillen

Von großer Wichtigkeit ist auch die Tatsache, dass die Grundgeschmacksqualitäten zwar auf unterschiedlichen Arealen der Zunge ungleich stark wahrgenommen werden, jedoch alle fünf Geschmacksqualitäten von allen Bereichen der Zunge, die Geschmacksknospen enthalten, herausgefunden werden können. Die früher angenommenen Geschmackslandkarten der Zunge waren falsche Interpretationen der Untersuchungen von Hänig aus dem Jahr 1901, bei denen bereits die Empfindlichkeiten auf die damals bekannten vier Qualitäten süß, sauer, salzig und bitter ermittelt wurden. Es zeigte sich zwar, dass süß am empfindlichsten an der Zungenspitze und bitter im hinteren Bereich der Zunge wahrgenommen wird, daneben jedoch eben auch alle anderen Qualitäten.

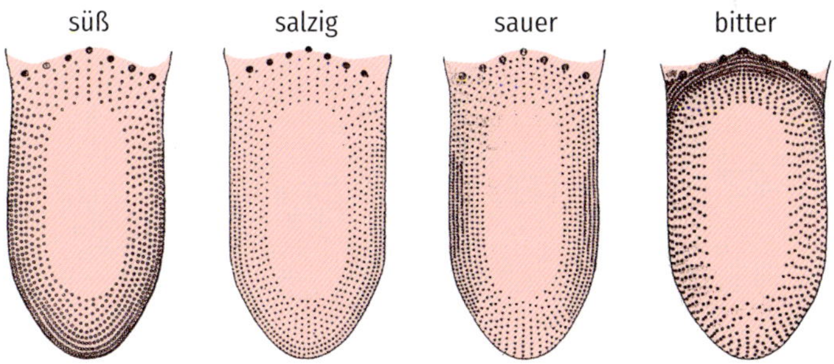

Geschmackslandkarte der Zunge

Die Geschmackssinneszellen schütten nach entsprechender Reizung Transmitter (Botenstoffe zwischen den Nervenzellen) aus, die zu einer elektrischen Erregung im nachfolgenden Nerv führen und somit die Information weiter ins Gehirn leiten.

Die peripheren Geschmacksnerven, die von der Zunge die sensorische Information erhalten, bilden drei Hirnnervenpaare (s. Abb. S. 30). Somit erhält unser Gehirn von sechs Hirnnerven Informationen, die den Geschmack betreffen, wohingegen der periphere Geruchssinn nur aus einem Hirnnerv pro Nasenseite besteht. Dies erklärt zum Teil, warum

Störungen des Riechvermögens viel häufiger sind als reine Geschmacksstörungen und ein Totalausfall des Schmeckvermögens für alle Qualitäten (süß, sauer, salzig, bitter und umami) sehr selten ist.

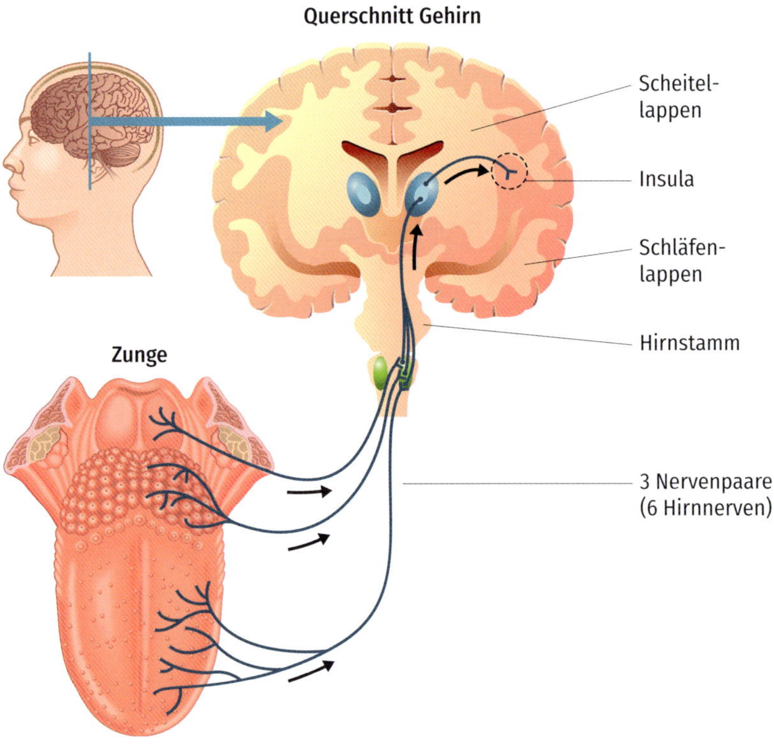

Der Weg des Geschmacks von unserer Zunge ins Gehirn

Die Geschmacksbahn verläuft in weiterer Folge über den Hirnstamm zu einem Bereich unterhalb des Scheitellappens, der als Insula (siehe Abb. oben) bezeichnet wird.

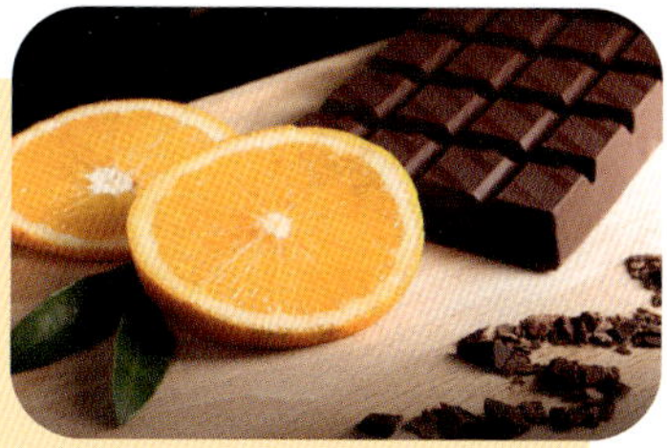

Experiment

Wie beim Riechen gibt es auch beim Schmecken das Phänomen der Adaptation, also der Gewöhnung an einen bestimmten Geschmacksstoff. Dieses Phänomen haben Sie vermutlich schon oft bemerkt – Sie können es sich auch mit einem einfachen Experiment bewusst machen. So schmeckt etwa eine Orange unmittelbar nach dem Genuss eines Stücks Schokolade viel weniger süß bzw. deutlich saurer als vorher. Dies kommt daher, dass die süßen Bestandteile der Orange nicht mehr so gut in der Lage sind, die Geschmacksrezeptoren nach dem Genuss der süßen Schokolade zu stimulieren. Es treten die sauren Geschmacksanteile der Orange vermehrt zutage, da sich die Zunge an den Süß-Geschmack gewöhnt hat.

Experiment

Die Adaptation kann auch wie folgt verdeutlicht werden: Dazu bereiten Sie sich drei Gläser vor, die Sie mit wenig Wasser (ca. 50 ml) füllen. Ein Glas (wir nennen es Glas 1) bleibt so, in Glas 2 kommt wenig Zucker (etwa ein Viertel Teelöffel) und in Glas 3 reichlich Zucker (ein ganzer Teelöffel). Kosten Sie zuerst von Glas 1, danach von Glas 2. Sie werden einen deutlichen Unterschied schmecken und Glas 2 als eindeutig süß wahrnehmen. Nun nehmen Sie einen Schluck von Glas 3 und belassen die sehr süße Lösung für einige Sekunden im Mund. Abschließend kehren Sie wieder zu Glas 2 zurück und bemerken, dass die schwache Zuckerlösung wie Wasser schmeckt – der Süßgeschmack ist aufgrund der Adaptation vollkommen verschwunden!

Jetzt wird's etwas kompliziert – Essen und Trinken

Da viele Patient:innen einen Verlust des Riechvermögens vor allem beim Essen und Trinken bemerken, wollen wir uns nun dem komplexen Zusammenspiel all unserer Sinne bei der Nahrungsaufnahme widmen. Oft klagen Personen mit einer Beeinträchtigung des Geruchssinns zuerst über eine Einschränkung des Schmeckvermögens, obwohl die Wahrnehmung der Grundgeschmacksqualitäten süß, sauer, salzig, bitter und umami unbeeinflusst ist. Der Grund dafür liegt in der Tatsache, dass der Geruchssinn eigentlich einen doppelten Sinn darstellt. Einerseits riechen wir beim Einatmen, wenn wir zum Beispiel an einer Blume oder an einer Frucht schnuppern, dies bezeichnet man als **orthonasales Riechen** (ortho = richtig). Andererseits können Duftstoffe beim Kauen von der Mundhöhle kommend über den Rachen von hinten zur Riechschleimhaut ins Nasendach gelangen, dies wird dementsprechend als **retronasales Riechen** bezeichnet (retro = rückwärts).

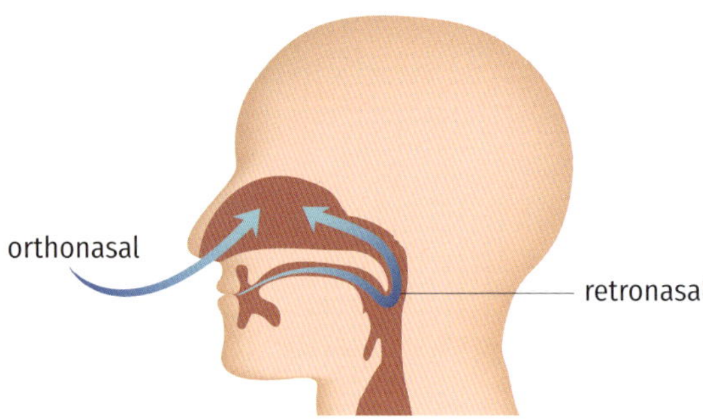

Somit tragen die charakteristischen Duftstoffe aromatischer Nahrungsmittel zum jeweiligen „Geschmack“ bei, obwohl die Stimulation der Geruchsrezeptoren in der Nase und nicht im Mund stattfindet. Die Wahrnehmung im Mund ist eine reine Illusion unseres Gehirns, die durch den Fühlnerv (Trigeminus) vermittelt wird. Das heißt, der über den retronasalen Weg (über die Mundhöhle in den Rachen, anschließend in die Nase) in der Nase wahrgenommene Duft (s. Abb. S. 32) der Lebensmittel wird durch die Berührung, also das Kauen, in die Mundhöhle projiziert. Es ist dafür notwendig, dass die Duftstoffe von der Mundhöhle in die Nasenhöhle gelangen können. Dies geschieht nur, wenn die Nasenatmung zumindest in geringem Ausmaß funktioniert, da sonst kein retronasaler Luftstrom möglich ist. Ein einfach selbst auszuführendes Experiment verdeutlicht dies bei Menschen mit intaktem Geruchssinn sehr anschaulich.

Experiment

Verschließen Sie dazu mit einer Hand die Nase und geben Sie erst danach ein aromatisches Lebensmittel in Ihren Mund. Nun werden Sie bemerken, dass Sie zwar die Konsistenz und den Grundgeschmack (zum Beispiel süß oder sauer) erkennen, der eigentliche „Geschmack“ jedoch fehlt. Sobald Sie nun die Nase öffnen, werden Sie schlagartig feststellen können, wonach das Lebensmittel wirklich schmeckt.

Daher definieren wir die Wahrnehmung aller Eindrücke und Empfindungen beim Essen und Trinken als „Feingeschmack“ im Gegensatz zum „Grobgeschmack“ oder „Grundgeschmack“ der Qualitäten süß, sauer, salzig, bitter und umami. Im Englischen steht uns für den Begriff des

„Feingeschmacks" der Begriff **„flavor"** zur Abgrenzung gegenüber dem Begriff *„taste"* („Geschmack") zur Verfügung. Daher muss der Behandelnde zuerst abklären, was die Patientin oder der Patient meint, wenn sie oder er von einer „Geschmacksstörung" spricht.

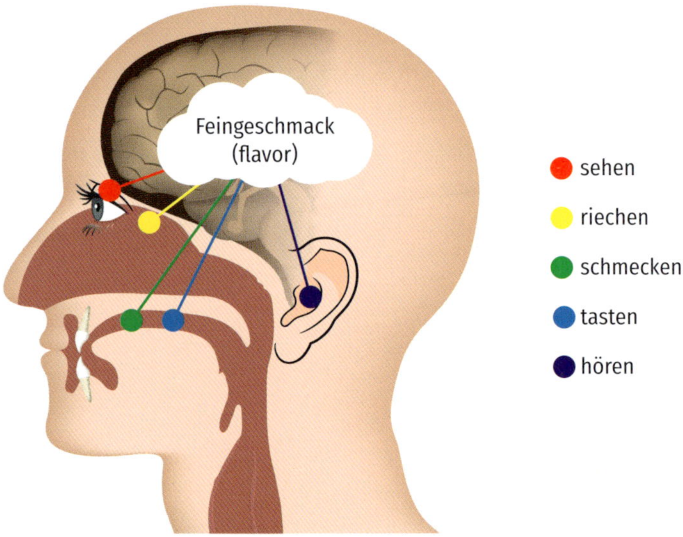

Der Einfluss unserer fünf Sinne: Der Feingeschmack ist ein Zusammenspiel aller Sinne: Die Wahrnehmung von Nahrungsmitteln wird v. a. über den Geruchssinn, den Geschmackssinn sowie den Tastsinn vermittelt; außerdem tragen der Sehsinn und der Gehörsinn zum Feingeschmack bei.

Beim Essen und Trinken spielen nämlich alle Sinne des Menschen eine Rolle. Neben Geruch und Geschmack kommt auch dem Tastsinn eine entscheidende Rolle zu, da über dessen Nervenendigungen Empfindungen wie scharf, prickelnd, stechend oder kühlend, aber auch die Temperatur (kalt, warm oder sogar brennend heiß) und die Konsistenz (weich, cremig oder hart, knusprig) vermittelt werden. Darüber hinaus entscheidet unser Sehsinn maßgeblich darüber, ob uns etwas schmeckt oder nicht („das Auge isst mit“). Ebenfalls einen durchaus wichtigen Beitrag zum Gesamtempfinden, also zum „flavor“ der aufgenommenen Nahrung, leistet unser Hörsinn. So macht es einen Unterschied, ob etwa Gemüse knackig frisch oder weich/zerkocht konsumiert wird. Beide Varianten können jeweils ein köstliches kulinarisches Erlebnis darstellen, lösen jedoch einen anderen Eindruck, ein anderes „Geschmacksbild“, in unserem Gehirn aus.

Diese Informationen zeigen uns, dass nicht so sehr die periphere Nervenzelle, sondern das Gehirn das wichtigste Geschmacksorgan des Menschen darstellt. So kann durchaus überspitzt formuliert werden, dass wir nicht mit Nase und Zunge, sondern mit unserem Gehirn riechen und schmecken.

Dieselben Beobachtungen werden auch regelmäßig bei Patient:innen in Spezialambulanzen für Riech- und Schmeckstörungen gemacht. Obwohl wie erwähnt die Mehrzahl der Betroffenen bei Verlust des Riechvermögens über einen eingeschränkten Feingeschmack beim Essen und Trinken berichtet, gibt es eine kleinere Gruppe von Patient:innen, die trotz messbar fehlendem ortho- und retronasalem Riechvermögen über eine normale Wahrnehmung ihres Feingeschmacks berichten, sie schmecken das Essen also im Vergleich zur Zeit vor der Riechstörung unverändert. Anscheinend wird bei dieser Gruppe der fehlende Geruchssinn durch Anteile der anderen vier Sinne sowie durch die Beteiligung des Gedächtnisses ersetzt.

ERST RIECHEN, DANN PROBIEREN

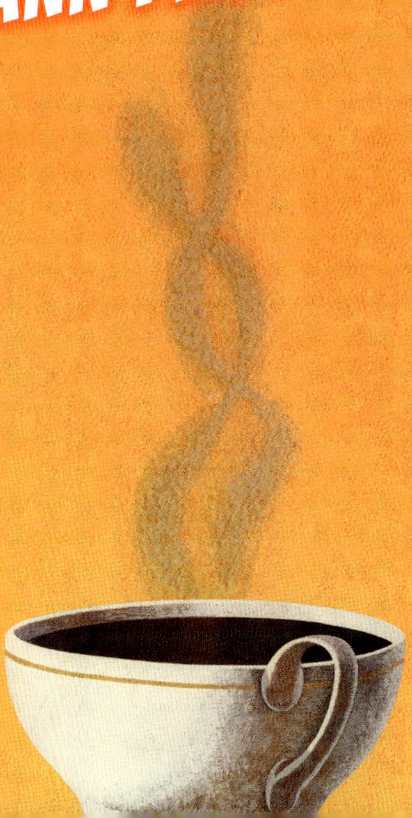

Ohne Geruch kann's gefährlich werden

Bevor die Ursachen und Behandlungsmöglichkeiten von Riech- und Schmeckstörungen dargestellt und erläutert werden, ist es notwendig, deren Auswirkungen zu veranschaulichen. Diese sind nämlich oft gravierend und werden den Betroffenen selbst meist erst unmittelbar bewusst.

Mögliche Folgen:

- Verletzungen infolge von Gasgebrechen bzw. Bränden
- Gewichtszunahme
- Depressionen
- Aufnahme verdorbener Lebensmittel

Die größte Gefahr für die Betroffenen geht von nicht bemerkten Brandherden aus, die beispielsweise in der Küche auftreten können. Dabei genügen wenige Minuten der Abwesenheit, um den warnenden Geruch von Rauch, der bei intaktem Geruchssinn auch in entfernteren Räumen sofort auffallen würde, nicht zu bemerken. Es kommt dadurch oft zu Schäden, die ohne Riechstörung vermieden hätten werden können.

Ebenfalls betrifft dies den Verlust der Wahrnehmung von austretendem Gas – mit zum Teil tödlichen Folgen bei der unachtsamen Auslösung einer Explosion. Folglich sollten bei Vorliegen einer Riechstörung unbedingt Rauch- und Gasmelder angeschafft werden.

Eine mitunter gravierende Folge von Riechstörungen betrifft die retronasale Wahrnehmung von Gerüchen, wodurch verdorbene Lebensmittel nicht entsprechend als solche erkannt werden können. Aus diesem Grund kann es im schlimmsten Fall zu Lebensmittelvergiftungen kommen.

Ein weiterer Bereich, von dem Personen mit Verlust des Riechvermögens betroffen sind, ist die persönliche Körperhygiene. Einerseits kann es zu nicht ausreichender Körperhygiene kommen, wenn die Betroffenen nicht mehr imstande sind, den eigenen Schweißgeruch oder den Geruch getragener Kleidung wahrzunehmen. Andererseits führt übertriebene Körperhygiene aus Angst, schlecht zu riechen, bei manchen Personen zu Hautproblemen. Daher ist immer darauf zu achten, sich der Problematik bewusst zu werden und entsprechend damit umzugehen, z. B. durch die Hilfe von Angehörigen.

Ungeachtet der oben erwähnten körperlichen Folgen von Riechstörungen sind die sozialen und psychischen Auswirkungen mitunter genauso dramatisch. Man denke nur an Menschen mit Berufen, für die ein ausgeprägter Geruchssinn erforderlich ist. Darunter fallen neben Köch:innen, Sommeliers und Sommelièren, Parfumeur:innen oder Expert:innen aus der Lebensmittelindustrie auch weniger offensichtliche Berufe wie Polizei oder Feuerwehr, bei denen eine olfaktorische Kompetenz nicht unwichtig ist.

Daher kann es für manche Betroffene bedeuten, den Beruf wechseln zu müssen oder einen unter Umständen angestrebten Traumberuf nicht ergreifen zu können. Die psychischen Auswirkungen sind oft beträchtlich und die Lebensqualität ist damit zumindest am Anfang des Riechverlusts stark eingeschränkt.

Die Auswirkungen eines Verlusts des Riech- und Schmeckvermögens sind auch für Personen ohne beruflichen Bezug zur Chemosensorik mitunter gravierend und können die Lebensqualität in sehr unterschiedlich ausgeprägter Stärke einschränken. Dies hängt mit vielen Faktoren der Persönlichkeit sowie von der jeweils individuellen Bedeutung des Geruchssinns zusammen. Folglich kommt es auch in unterschiedlichem Ausmaß zu gesundheitlichen Auswirkungen wie Gewichtsveränderungen oder auch Depressionen.

Ursachen von Riech- und Schmeckstörungen

Störungen des Riech- und Schmeckvermögens können viele Ursachen haben, wobei es häufigere und seltenere Ursachen sowie unter den seltenen aus medizinischer Sicht auch gefährliche Ursachen gibt, die eine weitere Diagnostik unbedingt erforderlich machen. Das heißt, dass beim Auftreten von Riech- und Schmeckstörungen durch das richtige Vorgehen auf ärztlicher Seite immer organische Veränderungen (vor allem Raumforderungen wie gut- oder bösartige Tumore) im Verlauf des Nervensystems und des Gehirns ausgeschlossen werden müssen.

Riechen

Postinfektiöse Riechstörung (nach einer Infektion auftretend)

Aufgrund der COVID-19-Pandemie, die uns im Frühjahr 2020 erreichte, waren viele Millionen Menschen weltweit von einem plötzlichen Riechverlust betroffen, aber auch vor der Pandemie klagten Personen, die an einer akuten Atemwegserkrankung litten, über einen Verlust des Riechvermögens. Das heißt, dass diese häufige Form der Riechstörung, die nach einem Infekt auftritt, nicht auf ein spezifisches Virus beschränkt ist, sondern durch viele Erreger hervorgerufen werden kann. Jedoch sind es meist virale Infekte, die dem Riechverlust vorangehen. Die klinische Stärke eines Infekts, also wie hoch das Fieber war, wie sehr das Allgemeinbefinden eingeschränkt war oder die Nase durch einen Schnupfen betroffen, vermag nicht immer etwas darüber auszusagen, wie wahrscheinlich eine Riechstörung dem Infekt folgt. So können auch leichte Infekte, die oft gar nicht bemerkt werden, zu einem Riechverlust führen. Gerade bei einer Infektion mit dem Coronavirus SARS-CoV-2 sind oft jüngere, gesunde Personen mit nur leichtem Krankheitsgefühl häufiger von Riechstörungen betroffen als ältere Menschen mit Vorerkrankungen, die eventuell sogar auf einer Intensivstation behandelt werden müssen. Die genaue Ursache hierfür ist nicht bekannt. Es könnte unter Umständen etwa daran liegen, dass jüngere, gesündere Personen über einen besseren Geruchssinn verfügen und die Infektabwehr aus diesem Grund bei ihnen besser wirkt. Tierversuche haben gezeigt, dass die Infektabwehr zum Teil über die Riechschleimhaut ausgelöst wird, dies geschieht dann auf Kosten des Riechvermögens. Das würde bedeuten, dass je besser jemand riechen kann, die Riechschleimhaut umso empfindlicher und schneller auf die Viren reagiert, wodurch viele Zellen der Riechschleimhaut in ihrer Funktion eingeschränkt werden und das Riechvermögen entsprechend in Mitleidenschaft gezogen wird.

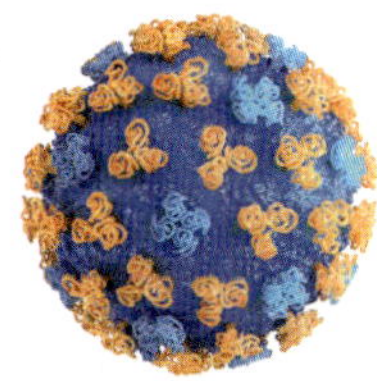

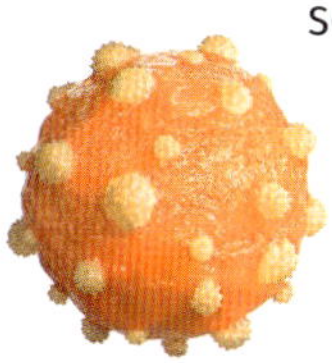

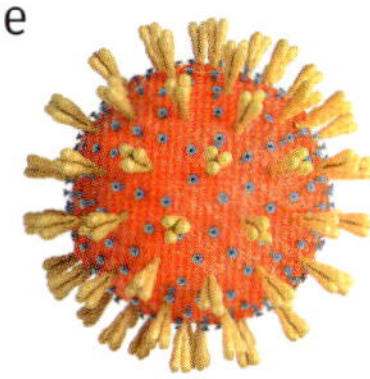

Bei einer Infektion mit SARS-CoV-2 wird angenommen, dass der Eintritt der Viren in unseren Körper hauptsächlich über die Stützzellen der Riechschleimhaut (s. Abb. S. 22) stattfindet, da diese im Gegensatz zu den Riechnervenzellen den entsprechenden Rezeptor tragen, an den das Virus andockt. Nun scheint es durch die Schädigung der Stützzellen zu einem begleitenden Funktionsverlust der Riechnerven-

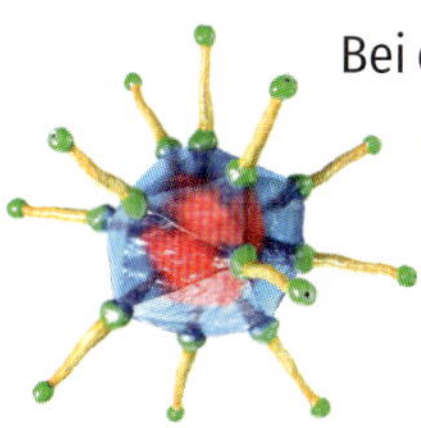

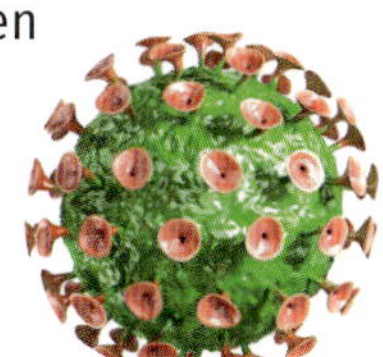

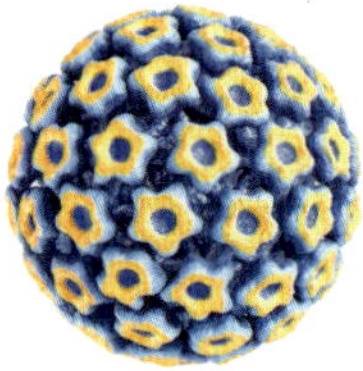

zellen zu kommen, den die Betroffenen meist an einem schlagartigen Verlust des Geruchssinns bemerken. Sie beschreiben, dass das Riechvermögen und somit auch der Feingeschmack beim Essen und Trinken fast „wie mit einem Lichtschalter" ausgeschaltet werden. In den meisten Fällen kann das Immunsystem die Viren innerhalb weniger Tage eliminieren und die Stützzellen erlangen ihre Funktion zurück, wodurch die Riechschleimhaut wieder normal arbeiten kann. Anhand dessen lässt sich erklären, warum bei der Mehrheit der Betroffenen nach mehreren Tagen oder wenigen Wochen der Geruchssinn zurückkehrt.

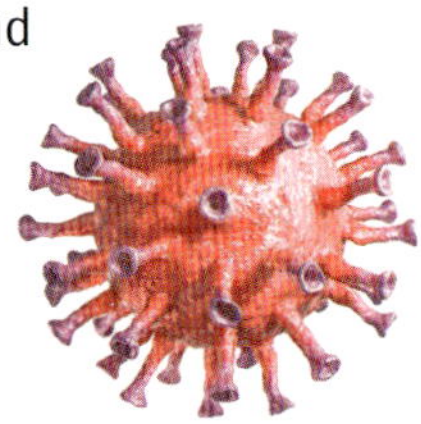

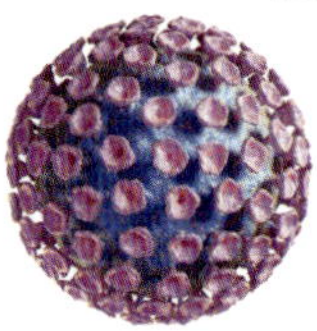

Jedoch bleibt der Riechverlust bei einem Teil bestehen oder bessert sich nur langsam, derzeit ist nicht bekannt, warum der Heilungsprozess bei diesen Patient:innen verlängert ist. Im ungünstigen Fall zieht sich der Verlust über mehrere Jahre hinweg und der Geruchssinn kommt nur ganz langsam wieder zurück oder bleibt ganz aus. Hier setzt das später beschriebene Riechtraining an, das einen erwiesenermaßen positiven Einfluss auf die Regenerationsrate des Riechvermögens hat.

Posttraumatische Riechstörung
(als Folge von Schädel-/Hirnverletzungen)

Eine weitere häufige Ursache, die zum Verlust des Riechvermögens führen kann, ist das Schädelhirntrauma. Dabei kommt es im Rahmen eines Unfalls zu einer Verletzung des Kopfs mit gleichzeitiger Schädigung der Riechnerven oder des Gehirns. Die Schädigung tritt meist an der Durchtrittsstelle der feinen Riechnerven durch die vordere Schädelbasis auf, wo es zu einer Dehnung oder sogar zu einem Abriss kommen kann. Ebenfalls denkbar ist die traumatische Schädigung von Strukturen im Gehirn oder im Bereich der Nasenhöhle mit Verlegung der Duftstoffzuleitung zur Riechschleimhaut. Obwohl die Häufigkeit posttraumatischer Riechstörungen vom Schweregrad des Traumas abhängt, kann selten auch schon eine leichte Kopfverletzung zum Verlust des Riechvermögens führen. Es ist auch nicht immer eine Bewusstlosigkeit der Betroffenen erforderlich, um den Zusammenhang zwischen Trauma und Riechverlust als wahrscheinlich anzusehen. Entscheidend sind die Angaben der Patient:innen, die vor dem Ereignis normal riechen konnten und danach unter einem meist vollständigen Verlust des Geruchssinns leiden. Der zeitliche Abstand zwischen dem Trauma und dem subjektiven Riechverlust kann interessanterweise sehr stark schwanken. So berichten manche Patient:innen über einen unmittelbaren Verlust des Riech- und Feingeschmackvermögens, andere bemerken diesen erst nach einigen Wochen oder gar mehreren Monaten. Der Grund hierfür liegt in den unterschiedlichen Begleitumständen des ursprünglichen Schädelhirntraumas, da manche Betroffene über längere Zeit im Krankenhaus betreut werden müssen und aufgrund anderer Verletzungen die Änderung des Riech- und Schmeckvermögens gar nicht bemerken können.

Oft wird den betroffenen Patient:innen mitgeteilt, dass sich der Geruchssinn nach einem Trauma nicht mehr erholen kann bzw. nach einer bestimmten Zeit gar nicht mehr erholen wird. Dies stimmt so jedoch nicht, da Patient:innen beobachtet wurden, die auch nach vielen Jahren den vollständig verloren gegangenen Geruchssinn wiedererlangt haben. Einschränkend muss jedoch angemerkt werden, dass die Wahrscheinlichkeit der Regeneration mit der Dauer der Riechstörung abnimmt. Außerdem dauert die Regeneration ab Beginn der ersten neuerlichen Geruchswahrnehmungen bis zur Normalisierung oft mehrere Jahre. Auf jeden Fall sollte zur Unterstützung der Regeneration ein Riechtraining auch über Jahre konsequent durchgeführt werden.

Sinunasale Riechstörung
(die Nase und die Nasennebenhöhlen betreffend)

Die Erkrankungen der Nase und der Nasennebenhöhlen (lat. *Sinus paranasales*) zeichnen sich aufgrund der vielfältigen Aufgaben durch charakteristische Symptome aus, zu denen neben der behinderten Nasenatmung die Schleimsekretion sowie auch Gesichtsschmerzen zählen. Außerdem weisen viele dieser Erkrankungen das Leitsymptom der Riechstörung auf, wobei dies den Betroffenen nicht immer auffällt.

Zu den typischen diesbezüglichen Krankheitsbildern zählen chronische Erkrankungen wie Atemwegsallergien (zum Beispiel auf Pollen oder Hausstaubmilben), die chronische Nasennebenhöhlenentzündung (Sinusitis) mit und ohne Nasenpolypen oder entzündliche Erkrankungen der Nasenschleimhäute (Rhinitis).

Außerdem führen anatomische Engstellen innerhalb der Nase, ausgehend von der Nasenscheidewand oder den Eingängen der Nasennebenhöhlen, zu Beeinträchtigungen des Riechvermögens. Ebenso können akute, vor allem entzündliche Erkrankungen der Nase und der Nasennebenhöhlen zu einem Riechverlust führen. Dabei ist der Weg der Duftstoffmoleküle über das Nasendach zur Riechschleimhaut verlegt, weshalb immer eine HNO-ärztliche Untersuchung beim Auftreten eines Riechverlusts erfolgen sollte.

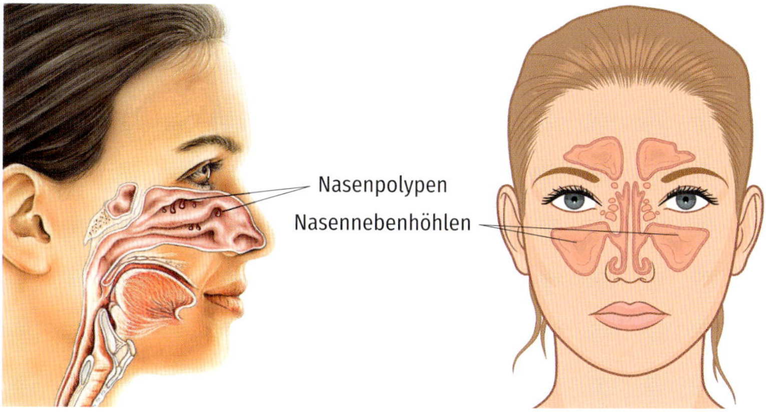

Problemfelder Nasenpolypen (s. links) **bzw. Nasennebenhöhlen** (s. rechts)

Die behandelnden Maßnahmen richten sich nach der diagnostizierten Grunderkrankung und reichen von der medikamentösen Therapie mit entzündungshemmenden und abschwellenden Substanzen bis zu chirurgischen Eingriffen an der Nase und den Nasennebenhöhlen.

Weitere Ursachen

Es ist bereits lange bekannt, dass Riechstörungen auch ein Frühsymptom von **neurodegenerativen Erkrankungen** (Schädigung des Nervensystems) sein können. Dazu zählen die Alzheimer- und die Parkinson-Erkrankung. Eine Diagnose dieser Erkrankungen mittels Riechtests ist jedoch nicht möglich, sondern erfolgt immer durch eine neurologische Untersuchung. Um die Betroffenen mit Riechverlust zu beruhigen, muss erwähnt werden, dass der Verlust des Riechvermögens bei diesen Erkrankungen nicht plötzlich einsetzt, sondern sich schleichend entwickelt. Außerdem bemerken die Betroffenen den Riechverlust oft nicht, da er nicht immer deutlich ausgeprägt ist. Bei Sorge oder Auftreten einer neurodegenerativen Erkrankung in der Familie sollte aber auf jeden Fall eine neurologische Abklärung durch die Ärztin bzw. den Arzt erfolgen.

Es ist immer auch an andere **neurologische Ursachen** einer Riechstörung zu denken, wenn sonst keine offensichtlichen Gründe gefunden werden können. So können in seltenen Fällen langsam wachsende, gutartige Tumore der vorderen Schädelbasis (Meningeome) die Weiterleitung der Nervenimpulse durch mechanischen Druck behindern. Hierfür werden zur Diagnose bildgebende Verfahren wie die Magnetresonanztomografie angewendet.

Riechstörungen als **Begleiterscheinung einer medikamentösen Therapie** oder nach Einwirkung toxischer Substanzen sind zwar selten, sollten aber nicht missachtet werden. Möglich, aber ebenso selten sind Riechstörungen nach Operationen der Nase oder der Nasennebenhöhlen sowie nach neurochirurgischen Eingriffen.

Internistische Erkrankungen wie etwa Leber-, Nieren- oder Schilddrüsenerkrankungen, aber auch andere Erkrankungen können zu einem Riechverlust führen. Der mögliche zeitliche Zusammenhang des Beginns einer Riechstörung und einer bestehenden oder neu aufgetretenen Erkrankung sollte zunächst in Absprache mit der Hausärztin bzw. dem Hausarzt erörtert werden, um weitere diagnostische Schritte veranlassen zu können.

Weiters sehr selten sind **angeborene Riechstörungen,** die bei den betroffenen Kindern oft erst mit etwa zehn Jahren auffallen. Es hat sich herausgestellt, dass die Betroffenen weniger unter den Folgen der

Riechstörung leiden, da die anderen Aspekte der chemischen Sinne wie Grundgeschmack oder die Fühlwahrnehmung in Mund und Nase die fehlenden Sinneseindrücke teilweise ersetzen können. Trotzdem sollte an die Installation von Rauch- und Gasmeldern gedacht sowie auf die regelmäßige Körperhygiene und Kontrolle des Verfallsdatums von Lebensmitteln geachtet werden.

Schlussendlich kann die **altersbedingte Riechminderung** als eine individuell sehr unterschiedlich ausgeprägte Einschränkung des Riechvermögens betrachtet werden. Dazu kommt es durch die bereits beschriebenen Faktoren, die einerseits von „innen“ (z. B. aufgrund der durchgemachten Erkrankungen, durch Medikamenteneinnahmen oder durch die Wirkung von Giften), andererseits von „außen“ (v. a. Umwelteinflüsse wie Feinstaub, Tabakkonsum etc.) einwirken. Auch der allgemeine Alterungsprozess unserer Sinnesorgane und der beteiligten Nervenzellen trägt zu einer Riechminderung bei.

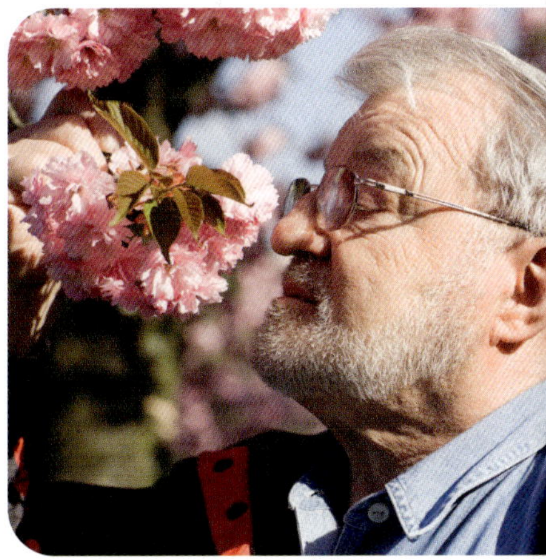

Schmecken

Die Ursachen von Schmeckstörungen bei den Grundgeschmacksqualitäten süß, sauer, salzig, bitter und umami sind ebenfalls vielfältig. Dazu gehören Infektionen der Mundhöhle, deren Ursache Bakterien, Viren oder Pilze sein können. Weiters kommt es selten nach Operationen zu Geschmacksstörungen. Hier vor allem nach Mandelentfernungen, Zahnbehandlungen und auch nach Mittelohroperationen, da ein Geschmacksnerv hinter dem Trommelfell durch das Mittelohr verläuft. Außerdem führen mitunter neurologische Erkrankungen (wie etwa ein Schlaganfall oder Hirnnervenlähmungen) oder internistische Erkrankungen zu einer verminderten Wahrnehmung des Geschmacks. Aufgrund der Wichtigkeit des Speichels in seiner Funktion, die gelösten Geschmacksstoffe zu den Geschmacksknospen zu bringen, können auch Erkrankungen der Speicheldrüsen zu einer Geschmacksstörung führen.

Eine besondere Bedeutung bei der Diagnose kommt den medikamentös bedingten Geschmacksstörungen zu, die gar nicht so selten auftreten. Es sollte hier immer zuerst abgeklärt werden, ob die Grundgeschmacksqualitäten oder der Feingeschmack und damit das retronasale Riechen betroffen sind (siehe Experimente, S. 31, 33, 88). Ebenfalls typische Ursachen sind Schmeckstörungen nach einer Chemo- oder Strahlentherapie. Manchmal verbirgt sich aber auch eine depressive Verstimmung hinter dem Symptom der Geschmacksstörung.

Aufgrund der vielfältig möglichen Ursachen ist immer eine genaue Anamnese (s. S. 51) und meist interdisziplinäre Zusammenarbeit für die Diagnose einer Geschmacksstörung erforderlich.

So wird die Diagnose gestellt

Wie in allen Bereichen der Medizin steht vor der Therapie die Diagnose. Bevor die Empfehlung zu einer bestimmten Behandlung erfolgen kann, muss die genaue Ursache der Beschwerden herausgefunden werden. Dazu stehen in unterschiedlichen medizinischen Disziplinen verschiedene Methoden zu Verfügung. Gemeinsam ist allen Methoden jedoch der Beginn des diagnostischen Prozesses, nämlich die **Anamnese.**

Unter Anamnese versteht man die Befragung der Patient:innen mit dem Ziel, die genaue Entstehungsgeschichte der Beschwerden und wichtige Informationen dazu zu erheben. In erster Linie gehören der Zeitpunkt des Auftretens einer Riech- oder Schmeckstörung und die begleitenden Faktoren dazu. So interessieren mögliche Infekte wie ein Schnupfen, ein grippaler Infekt oder eine COVID-Erkrankung, Unfälle mit Kopfbeteiligung, Operationen oder Medikamenteneinnahmen, um nur eine kleine Auswahl zu nennen. Wichtig ist auch der zeitliche Verlauf, also die Frage, ob sich die Beschwerden bereits verbessert haben oder ob es zu tageszeitlichen Schwankungen der Empfindungen kommt. All diese und weitere Fragen sind Teil der ärztlichen Behandlung und liefern eine erste Verdachtsdiagnose, die durch zusätzliche Untersuchungen ergänzt werden muss. Vor allem die HNO-ärztliche Untersuchung der Nase mittels Endoskopie stellt einen zentralen Teil der Diagnostik dar, um Erkrankungen der Nase nicht zu übersehen. Darüber hinaus muss individuell entschieden werden, ob und wann eine Bildgebung wie eine Magnetresonanztomografie oder eine Computertomografie erforderlich ist.

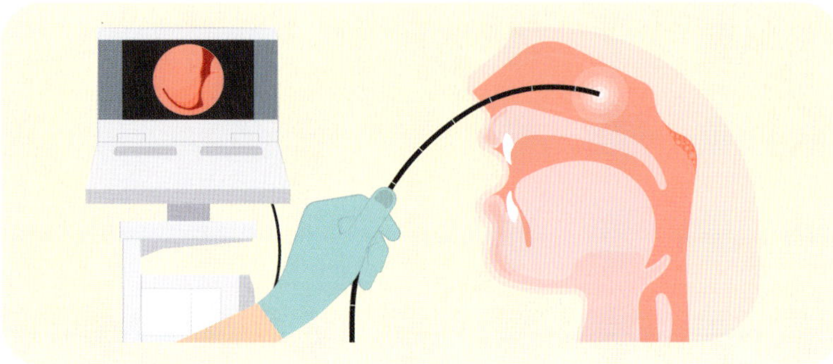

Durchführung einer Endoskopie als Teil der Diagnose

Anschließend an die Anamnese und die körperliche Untersuchung stellt die chemosensorische Testung, also die Durchführung von Riech- und Schmecktests, den zentralen Teil in der Befunderhebung von Riech- und Schmeckstörungen dar. Die Testung spielt in der Diagnose und nachfolgenden Behandlung von Riech- und Schmeckstörungen deshalb eine so große Rolle, da die Selbsteinschätzung des Riechvermögens sehr ungenaue Werte liefert. Es genügt also in den meisten Fällen nicht, die Betroffenen ausschließlich nach dem Riech- und Schmeckvermögen zu fragen, da diese Angaben oft sehr weit von den tatsächlich gemessenen Werten abweichen. So kommt es vor, dass Patient:innen denken, normal riechen zu können, im entsprechenden Test zeigt sich jedoch ein Ergebnis im Bereich der Anosmie, also eines vollständigen Verlusts des Riechvermögens. Andersherum kann es auch vorkommen, dass die Selbsteinschätzung ein sehr schlechtes Ergebnis annehmen lassen würde, der Test aber im Normbereich liegt. Der Grund für diese Diskrepanz ist einerseits die Tatsache, dass Geschmack (süß, sauer, salzig, bitter, umami) und Feingeschmack (retronasales Riechen) von den Betroffenen häufig schwer zu trennen sind, andererseits spielen in der persönlichen Wahrnehmung des Riech- und Schmeckvermögens auch die anderen Sinne (sehen, hören, fühlen) eine wesentliche Rolle. Außerdem kommt der Verarbeitung in unserem Gehirn eine große individuelle Bedeutung zu. Es kann also nicht vorausgesagt werden, wie sich die Veränderung eines Sinnes auf die Wahrnehmung der anderen Sinne auswirkt.

Daher ist die formelle Testung des Riech- und Schmeckvermögens so wichtig. Hierzu müssen Tests verwendet werden, die wissenschaftlich untersucht wurden, um wiederholbare und vor allem vergleichbare Ergebnisse zu erhalten. Es werden Tests des Riech- und des Schmeckvermögens unterschieden. Die zu untersuchenden Bereiche des Riechvermögens sind die **Geruchsschwelle,** das **Unterscheidungs-** sowie das **Identifikationsvermögen.**

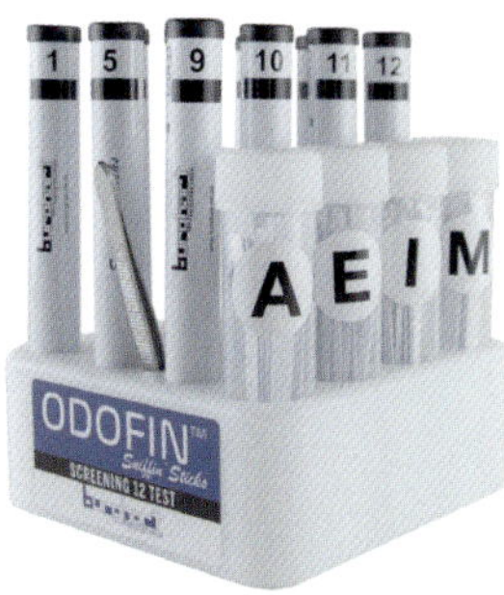

(© 2021 Burghart Medizintechnik GmbH)

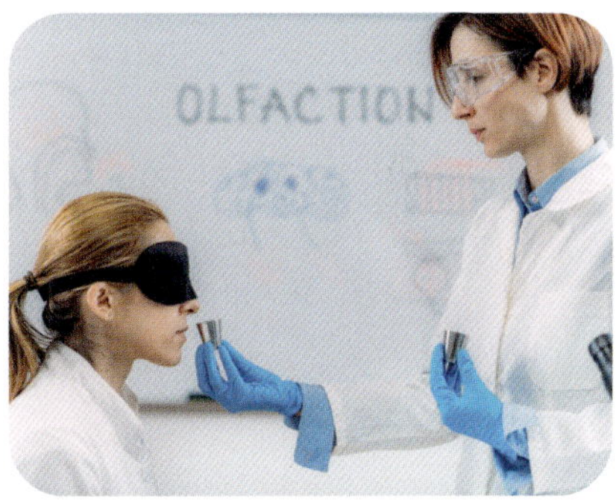

Riech- und Schmecktests in Form von Riechstiften und Schmeckstreifen

Bei der Bestimmung der Geruchsschwelle wird in einem relativ aufwändigen Testverfahren jene Konzentration des Vergleichs-Duftstoffs untersucht, die gerade noch erkannt wird. Bei der Unterscheidungsfähigkeit von Duftstoffen werden jeweils verschiedene Gerüche mehrmals angeboten, wobei diejenigen benannt werden sollen, die gleich riechen und sich somit von einem weiteren Geruch unterscheiden.

Der weltweit am häufigsten verwendete Test ist jedoch der **Identifikationstest,** bei dem bestimmte Gerüche benannt werden müssen. Dabei konnte gezeigt werden, dass dies meist nur bei Vorlage einer Antwortliste gelingt. Die Erkennung und die korrekte Benennung von Gerüchen sind nämlich sehr schwierig. Nur etwa ein Drittel der Testpersonen mit normalem Riechvermögen erkennt bekannte Gerüche wie zum Beispiel Himbeere, Banane oder Vanille richtig. Dies liegt wiederum an der komplexen Verarbeitung von Gerüchen in unserem Gehirn, das darauf ausgelegt ist, Gerüche danach zu beurteilen, ob sie als angenehm, essbar oder gesund erscheinen. Die exakte Erkennung oder Benennung dürfte für uns primär nicht relevant sein. Außerdem nehmen wir im täglichen Leben Gemische von Gerüchen wahr, aus denen die einzelnen Komponenten oft schwer zu bestimmen sind. Dies gelingt auch trainierten Personen nur bei 2–3 bis maximal 5 Komponenten.

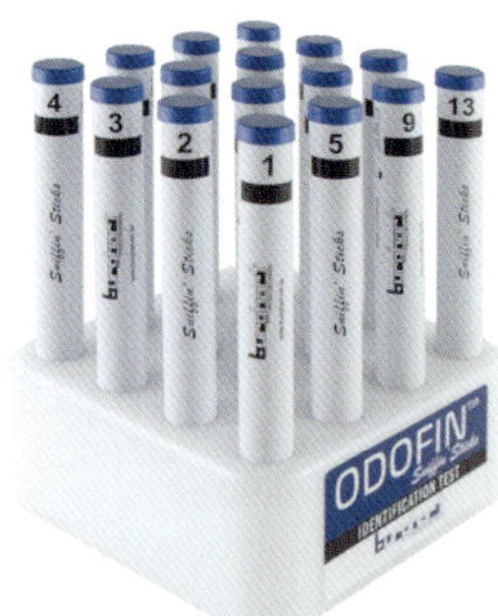

Identifikationstest (© 2021 Burghart Medizintechnik GmbH)

Gibt es Möglichkeiten, den Geruchssinn selbst zu Hause zu testen?

Hierzu wurden bereits früher Untersuchungen angestellt, die im Rahmen der COVID-Pandemie weltweit intensiviert wurden, da der Zugang zu Ambulanzen nur eingeschränkt möglich war. Es wurde eine Untersuchungsreihe speziell für die Testung des Riechvermögens bei Kindern erstellt, die relativ einfach zu Hause durchgeführt werden kann. Dabei besteht die primäre Aufgabe darin, verschiedene einfach erhältliche Lebensmittel (Früchte, z. B. Apfel, Birne, Ananas, Banane; Gewürze, z. B. Zimt, Gewürznelke, Vanille; Schokolade; Ketchup; Honig; oder auch Zwiebel, Knoblauch oder Fisch) so vorzubereiten, dass sie als Duftstoffquellen den zu testenden Personen angeboten werden können. Es wurde auch auf den möglichst geringen zeitlichen Aufwand der Untersuchungsreihe geachtet und die Aussagekraft und Vergleichbarkeit der erhaltenen Ergebnisse wurden durch Vergleichsmessungen gesichert.

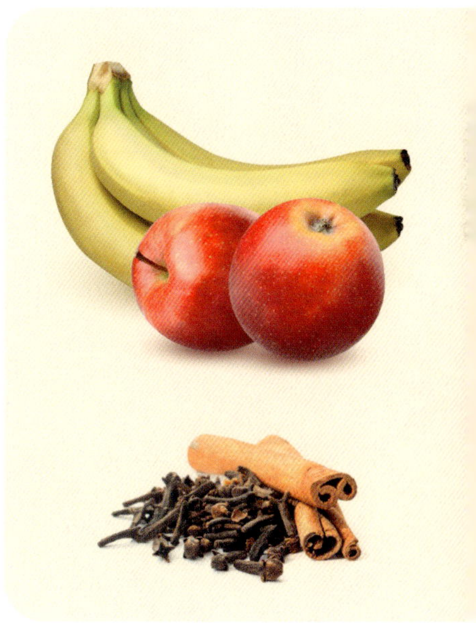

Eine direkte Testung des Riechvermögens ohne aktive Mitwirkung der untersuchten Personen stellt die Messung mittels computergesteuerter Riechreizdarbietung und Ableitung der Hirnströme (EEG, s. S. 56) dar. Diese aufwändige Technik wird vor allem im Rahmen von Gutachten und meist nicht in der klinischen Routine angewendet.

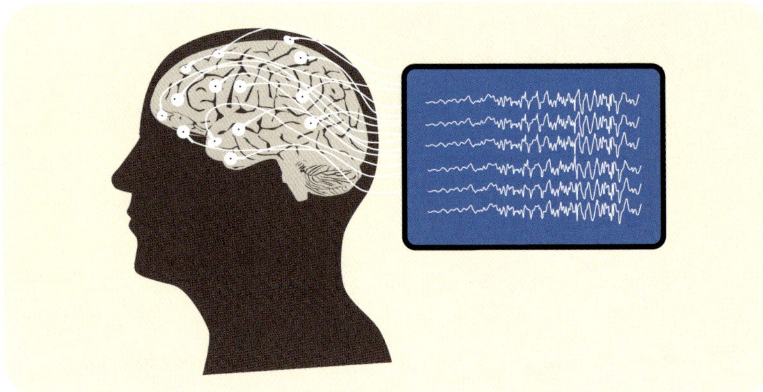

Testung des Riechvermögens mittels EEG

Im Gegensatz zur Testung des Riechvermögens werden zur Testung des Schmeckvermögens (süß, sauer, salzig, bitter, umami) in der Klinik weniger aufwändige Testverfahren angewendet. Dazu gehören meist einfache Verdünnungsreihen der einzelnen Geschmacksqualitäten, die in Form von Tropfen oder Streifen (siehe Abb. unten) auf die Zunge aufgebracht werden.

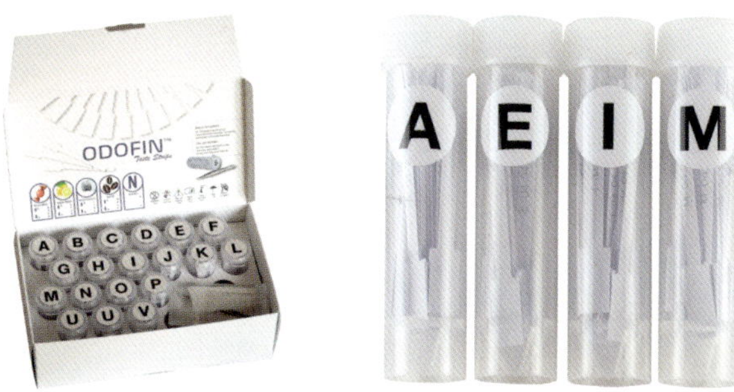

Schmeckstreifen (© 2021 Burghart Medizintechnik GmbH)

Ebenfalls angewendet, jedoch seltener, werden Tests des retronasalen Riechvermögens, die eine Objektivierung des subjektiven Feingeschmackvermögens ermöglichen. Dabei werden die Duftstoffe in Tabletten- oder Pulverform in die Mundhöhle der Testpersonen eingebracht und sollen wie bei der üblichen Identifikationstestung mithilfe von Vorlagen erkannt werden.

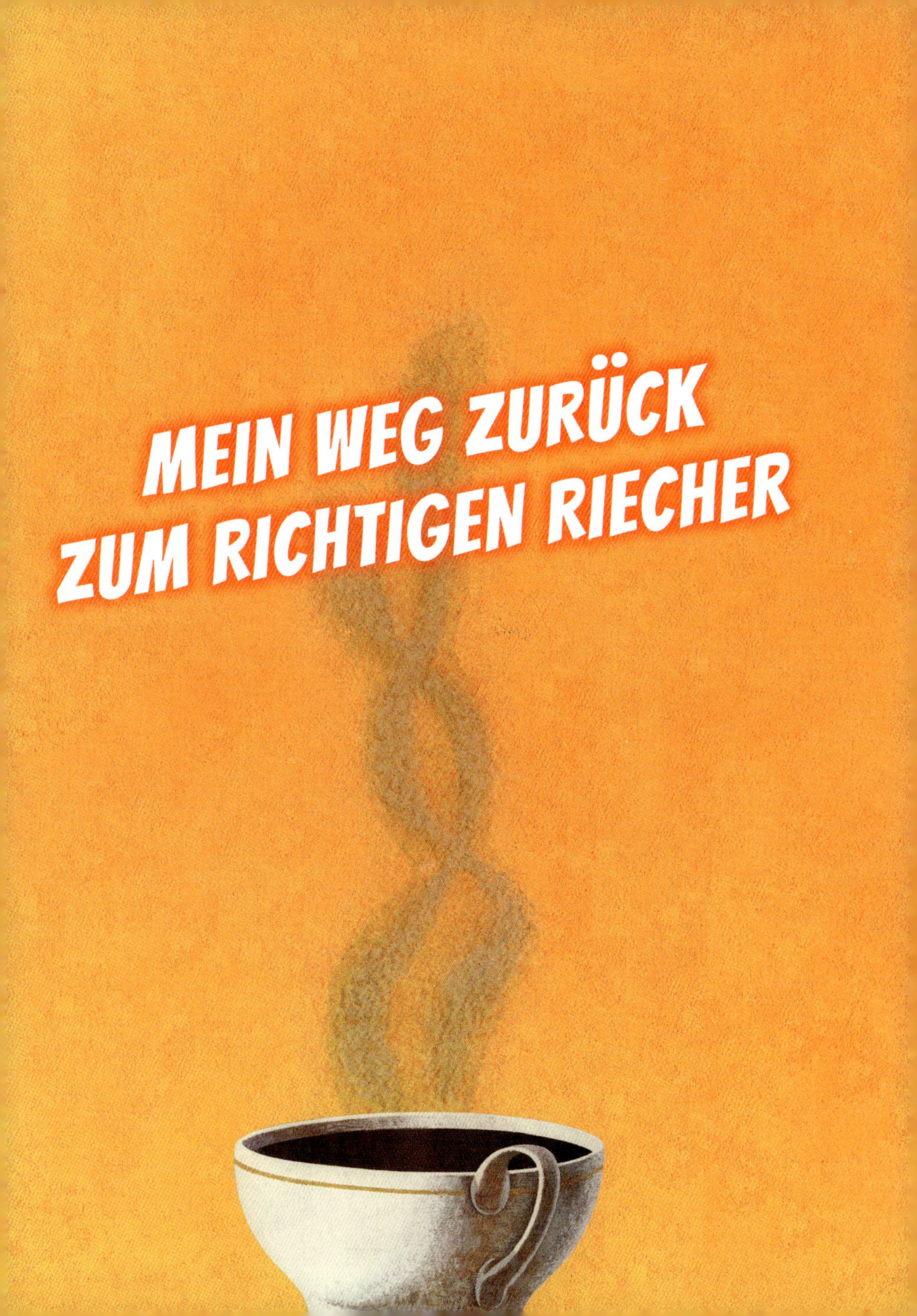
MEIN WEG ZURÜCK
ZUM RICHTIGEN RIECHER

Wie kann ich meinen Geruchssinn trainieren?

Riechtraining

Bereits seit den 2010er-Jahren stellt das Riechtraining die Methode der Wahl in der Behandlung von Riechstörungen unterschiedlicher Ursachen dar. Es hat sich gezeigt, dass durch das konsequente Riechen an mehreren Duftstoffen eine sehr wirksame und dabei praktisch nebenwirkungsfreie Behandlung zur Verfügung steht. Dabei kann das Riechtraining als alleinige Therapie oder als zusätzliche Maßnahme zur medikamentösen oder operativen Behandlung von Riechstörungen angewendet werden.

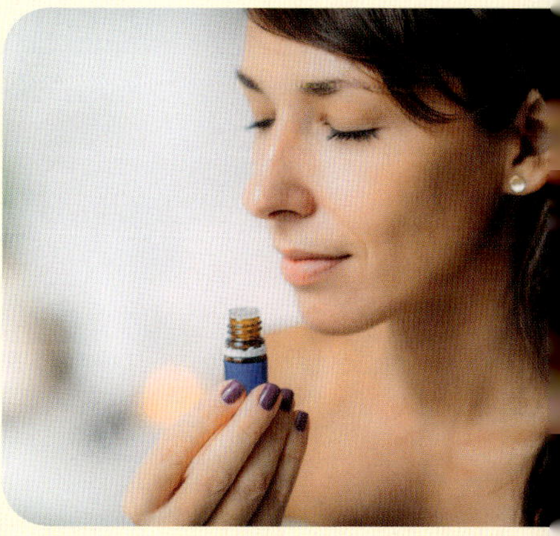

Das Besondere am Riechtraining ist die Tatsache, dass es weder kompliziert oder aufwändig noch teuer ist. Wichtig ist alleine die regelmäßige Durchführung über einen längeren Zeitraum.

Woher kam die Idee zum Riechtraining?

Noch bevor das Riechtraining an sich ins Bewusstsein und gesteigerte Interesse der Wissenschaft gelangte, haben Tierexperimente gezeigt, dass regelmäßiges Schnuppern an Duftstoffen zu einer beschleunigten Regeneration des Riechvermögens bei Versuchsmäusen führte. Dazu hatte man den Versuchstieren die Nervenzellen der Riechschleimhaut zerstört und die Zeit bis zur Regeneration gemessen. Hierbei wurden zwei Gruppen untersucht. Die eine hat ohne zusätzliche Duftquellen gelebt, die andere regelmäßig an Duftquellen geschnuppert, und zwar unabhängig davon, ob die Tiere einen Geruch wahrgenommen hatten oder nicht. Um das entsprechende Verhalten in der „Riechgruppe" zu erzeugen, wurden die Tiere darauf konditioniert, nach dem Schnuppern eine Belohnung in Form von Nahrung zu erhalten. Dadurch wurde sichergestellt, dass die Tiere auch wirklich regelmäßig an den Duftstoffen schnupperten. Als Ergebnis der Untersuchungen zeigte sich eindeutig, dass die Tiere der „Riechgruppe" eine beschleunigte Regeneration aufwiesen, also früher als die Vergleichsgruppe wieder zwischen Versuchsobjekten mit und ohne Geruch unterscheiden konnten.

Das allgemeine Interesse an der Erforschung des menschlichen Geruchssinns bekam in den 1990er-Jahren einen Schub, nachdem kurz vorher die Genetik sowie Funktionsweise unserer Riechrezeptoren ergründet wurden. Einerseits wurde die Grundlagenforschung zur Geruchswahrnehmung im Rahmen der Zellforschung intensiviert, andererseits rückte der menschliche Geruchssinn immer mehr ins Blickfeld der klinischen Forschung, also der Untersuchungen am Menschen. So wurden wiederholt verschiedene Wirkstoffe zur Behandlung von Riechstörungen – angefangen von Vitaminen und entzündungshemmenden Substanzen bis hin zu Medikamenten zur Blockade der Signalübertragung zwischen Nervenzellen – untersucht. Obwohl einige Studien vielversprechende Ergebnisse annehmen ließen, konnten die Erwartungen nicht eingelöst werden bzw. die Studienergebnisse nicht entsprechend wiederholt werden. Es konnte somit keine wirksame Arzneimitteltherapie der geschädigten Riechschleimhaut gefunden werden. Diese existiert bis heute nicht und es ist abzuwarten, ob die intensivierte Forschung im Rahmen der COVID-19-Pandemie Ergebnisse liefern kann.

Somit war es naheliegend, die Idee des Riechtrainings in den Fokus der klinischen Forschung zu rücken. Die Frage, ob auch beim Menschen das regelmäßige Riechen an Duftstoffen zu einer Verbesserung des Riechvermögens führen kann, wurde also an Personen mit eingeschränktem Riechvermögen untersucht. Dazu wurden wiederum zwei Gruppen von Versuchsteilnehmer:innen gebildet. Eine Gruppe von Personen mit vermindertem Riechvermögen erhielt drei Monate lang Duftstoffe in hoher Konzentration zum täglichen Training („Riechgruppe"), die andere Gruppe lediglich Trainingsbehälter mit sehr geringen Konzentrationen an Duftstoffen, die von Normalriechenden gerade noch wahrgenommen wurden, nicht jedoch von den Testpersonen selbst. Danach wurden die Gruppen gewechselt, sodass jede:r Studienteilnehmer:in auch mit den Riechstiften in hoher Konzentration trainieren konnte.

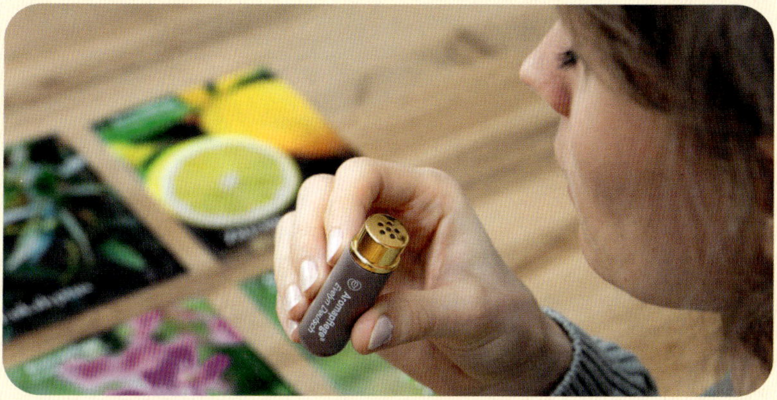

Verwendung eines Riechstifts (© 2023 Aromapflege GmbH)

Als wichtigstes Ergebnis der Studie zeigte sich die Regenerationsrate innerhalb der „Riechgruppe“ eindeutig der anderen Gruppe überlegen.

Das bedeutet, dass alleine durch die tägliche kurze Präsentation von Duftstoffmolekülen an die Riechschleimhaut die Wiederherstellung des Geruchssinns beschleunigt werden konnte – und dieser positive therapeutische Effekt kann darüber hinaus ohne unerwünschte Wirkungen erzielt werden, da weder ein Medikament geschluckt noch auf die Riechschleimhaut aufgebracht wird. Lediglich die im Rahmen des Riechtrainings freigesetzten Duftstoffmoleküle gelangen mit der Einatemluft in die Nase und somit zur Riechschleimhaut.

Anleitung Riechtraining

Welche Duftstoffe eignen sich für das Riechtraining?

Im Prinzip eignen sich alle Stoffe, die eine für die bzw. den Normalriechende:n ausreichend gut wahrnehmbare Duftintensität verströmen. Daher würden sich aromatische Lebensmittel wie Kaffee, Tee, Gewürze, Früchte oder Ähnliches eignen, da diese ein jeweils umfangreiches Gemisch an Duftstoffmolekülen verströmen und daher beim Schnuppern zur Riechschleimhaut gelangen. Meist ergibt sich im Alltag jedoch das Problem, dass diese nicht immer in ausreichender Frische zur Verfügung stehen. Da jedoch das tägliche Üben wichtig ist und der Zeitaufwand für die Vorbereitung des Riechtrainings möglichst gering sein sollte, wird empfohlen, fertige Duftstoffquellen in Form von Aromaölen (aus der Apotheke oder dem Drogerie-Fachhandel, es sollten nur hochwertige Öle zum Einsatz kommen) zu verwenden. Die Duftrichtungen

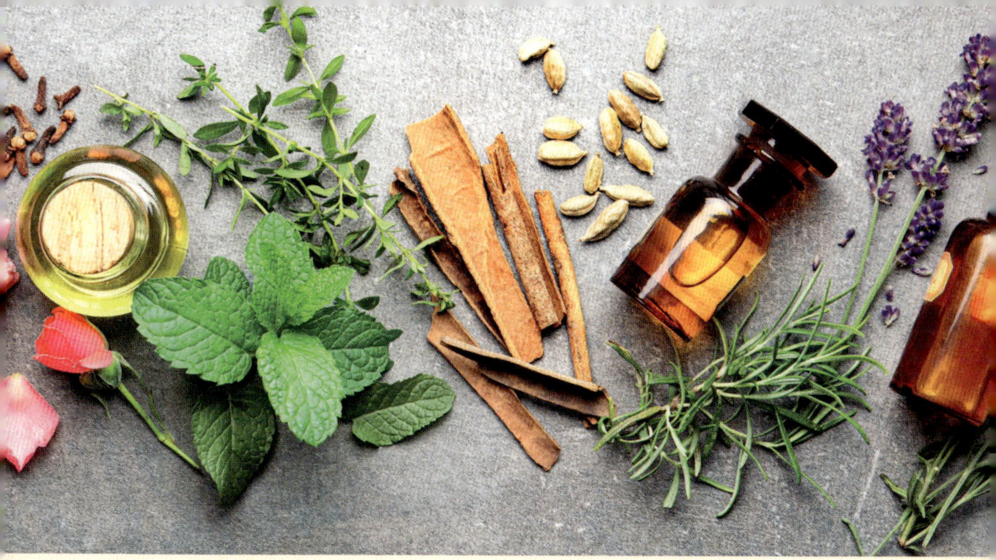

sollten möglichst unterschiedlich sein, um eine Vielzahl von Rezeptoren zu erreichen. Wir empfehlen, fruchtige, blumige, würzige oder harzige Duftstoffe zu kombinieren und nicht etwa nur die Aromen von vier Früchten oder Blumen auszuwählen.

Diese sind in Apotheke oder Drogerie in ausreichender Vielfalt, kostengünstig und in guter Qualität zu erwerben.

In den ursprünglichen Studien zum Riechtraining wurden unterschiedliche Gerüche in Form von Riechstiften mit Aromaölen ausgewählt (z. B. Rose, Eukalyptus, Zitrone, Gewürznelke). Diese sind in Form eines **Riechtraining-Sets** erhältlich.

Auch bei anderen Anbietern können Duftöle, teilweise mit Trainingsanleitungen für das konsequente und bewusste Riechtraining, erworben werden. Eine kurze (nicht vollständige) Auswahl findet sich in der nachfolgenden Tabelle.

Eine kleine Auswahl an kommerziell erhältlichen Riechstiften und Riechtraining-Sets:

Riechtraining-Sets	
Aromapflege Evelyn Deutsch – Riechtraining *Eukalyptus – Zitrone – Rosengeranie – Thymian* www.aromapflege.com/	
Burghart – Duft Quartett Riechtraining *Eukalyptus – Zitrone – Nelke – Rose* www.burghart-mt.de/medizintechnik/	
Carmavita Riechtraining Duftöl Set *Eukalyptus – Zitrone – Nelke – Lavendel*	
Casida® Riechtraining Set mit ätherischen Ölen *Eukalyptus – Zitrone – Nelke – Rosengeranie* www.casida.com	
dosmedical® Riechtraining *Rose – Limette – Eukalyptus – Gewürznelke*	
green Healthcare – Aromastick-Riechstifte *verschiedene Mischungen*	
Hion Riechtraining Set *Eukalyptus – Zitrone – Nelke – Rose – Minze – Grapefruit*	
SOS Sense of smell – Riechtraining *Eukalyptus – Zitrone – Gewürznelke – Rose* www.sos-smell.com	

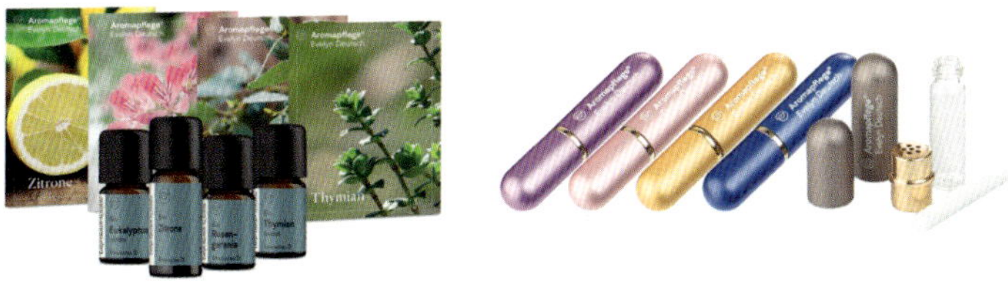

© 2023 Aromapflege GmbH

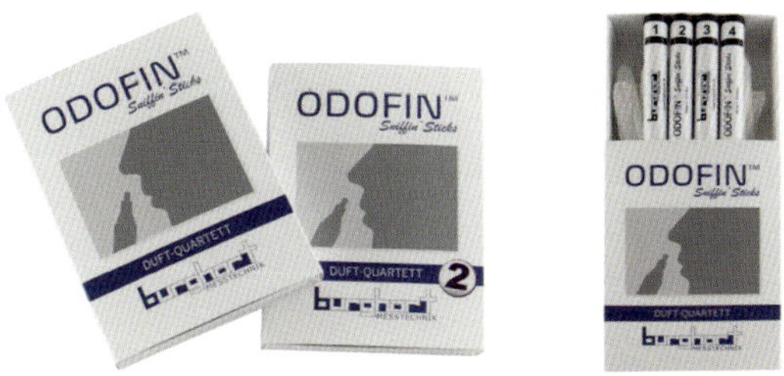

© 2021 Burghart Medizintechnik GmbH

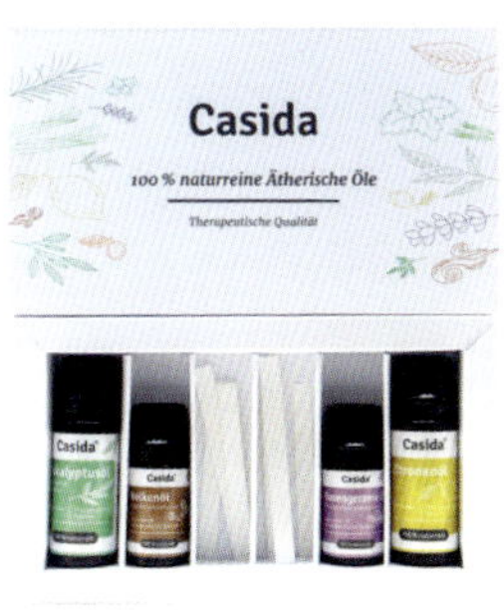

© Casida Gesundheitsprodukte

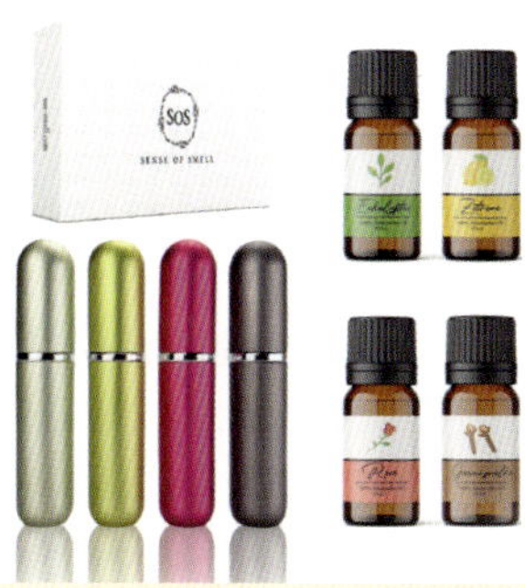

© SOS Sense of smell

Wie viele Duftstoffe sollten verwendet werden?

Beim Riechtraining wird immer an verschiedenen Duftstoffen nacheinander gerochen. Da jedes Aromaöl als Gemisch verschiedener Duftstoffe bereits eine große Anzahl unterschiedlicher Geruchsrezeptoren anregt, genügen vier Aromaöle für das Riechtraining. Alle 3–4 Monate sollten die Duftstoffe gewechselt werden. Damit werden wiederum neue Muster der Duftstofferkennung im Gehirn aktiviert. Natürlich können nach einiger Zeit früher verwendete Duftöle wieder zum Riechtraining verwendet werden.

Wie wird das Riechtraining durchgeführt?

Das Riechtraining können Sie selbstständig durchführen. Dabei wird an den vier ausgewählten Duftstoffen jeweils für etwa 15 Sekunden gerochen und danach der Durchgang einmal wiederholt.

Zwischen den einzelnen Duftstoffen wird kurz pausiert, während die Aromafläschchen oder Riechstifte verschlossen und die nächsten wiederum geöffnet werden. Somit ergibt sich bei vier Duftstoffen eine Gesamttrainingszeit von etwas mehr als zwei Minuten pro Trainingseinheit (4 × 15 sec = 1 Minute, mal 2). In dieser Zeit soll der jeweilige Geruch bewusst vorgestellt werden, um neben den Zellen der Riechschleimhaut auch die nervale Vernetzung im Bereich des Gehirns zu schulen.

Daher ist für die Durchführung des Riechtrainings eine ruhige Umgebung ohne Ablenkung oder störende Sinneseindrücke wie laute Geräusche wichtig.

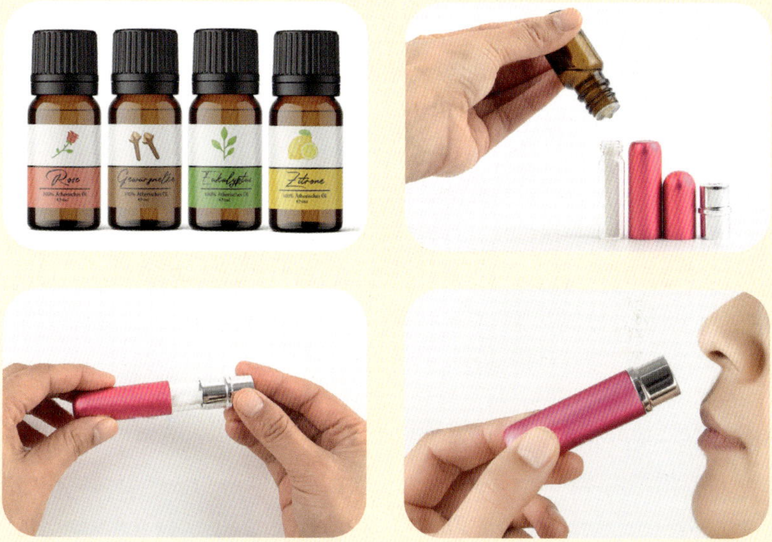

Die Riechstifte können einfach befüllt werden (© SOS Sense of smell)

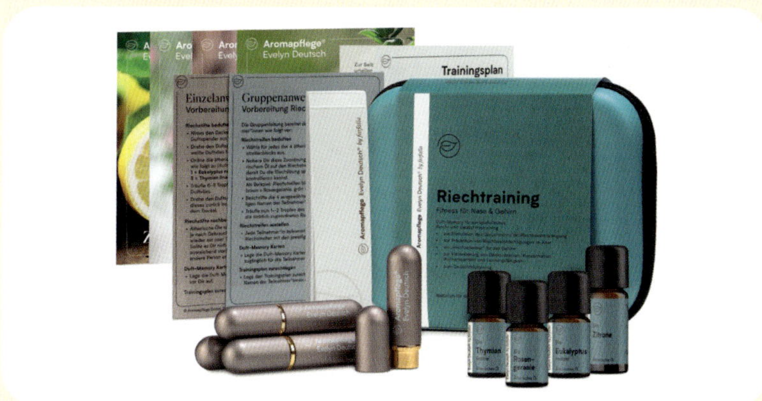

Zum Teil werden zusätzlich auch Anleitungskarten angeboten
(© 2023 Aromapflege GmbH)

Wählen Sie selbst!

Es sollte direkt an den Fläschchen gerochen werden, ohne diese mit der Nase zu berühren (s. Abb. S. 69). Auf keinen Fall sollten die Duftstoffe im Raum beispielsweise über Schälchen oder Stäbchen verteilt werden, da sonst der gegenteilige Effekt als der gewünschte Trainingseffekt erzielt werden würde. Durch die andauernde Gegenwart von Duftstoffmolekülen in der Umgebungsluft käme der Prozess der Adaptation, also der Reduktion der Rezeptoren auf den Riechnervenzellen, in Gang.

Für den optimalen, die Regeneration des Riechvermögens unterstützenden Effekt sollte das **Riechtraining regelmäßig, also zweimal täglich,** durchgeführt werden.

Um die konsequente Durchführung des Riechtrainings zu unterstützen, empfiehlt sich das Führen eines Riechtagebuchs. Darin werden sowohl die Durchführung des Riechtrainings selbst als auch die subjektive Wahrnehmung notiert. Somit kann der Verlauf der Riechstörung für Sie selbst, aber auch die:den Behandler:in verfolgt werden.

Außerdem hilft die Dokumentation, Zeiten mangelnder Durchführung des Riechtrainings zu erkennen, und dient daher der wichtigen Motivation, regelmäßig zu trainieren.

Riechtrainingsplan: Zweimal täglich sollten Sie die Uhrzeit sowie Ihre Wahrnehmungen während des Trainings notieren.

Riechtagebuch				
	Uhrzeit 00.00	Wahrnehmung	Uhrzeit 00.00	Wahrnehmung
Montag				
Dienstag				
Mittwoch				
Donnerstag				
Freitag				
Samstag				
Sonntag				

www.facultas.at/riechtagebuch

Sie können das Riechtagebuch ausdrucken oder direkt ausfüllen.

Wie wirkt nun das Riechtraining?

Obwohl die genaue Wirkung des Riechtrainings nicht bekannt ist, nimmt man an, dass es durch die gezielte Exposition der Riechnervenzellen mit Duftstoffen zu Auswirkungen in der Riechschleimhaut selbst kommt. Auch wenn keine Gerüche wahrgenommen werden, findet die Signalübertragung an den Riechnervenzellen zumindest zum Teil statt. Dies führt zu biochemischen Prozessen an den Rezeptoren, die dadurch in ihrer Aktivität gesteigert werden und sogar in ihrer Anzahl zunehmen. Außerdem führt die elektrische Erregung der Nervenzellen zu einer Anregung der Wiederherstellung der Verbindung der Nervenfortsätze mit dem Riechkolben (s. Abb. S. 25). Insgesamt beschleunigt das Riechtraining, sofern regelmäßig durchgeführt, damit die Regeneration der geschädigten Strukturen in der Peripherie des Riechnervensystems.

Ein zweiter, ebenso wichtiger Effekt des Riechtrainings liegt in der verbesserten Verarbeitung von Gerüchen im Gehirn. Erst durch die neuronale Vernetzung verschiedener Hirnareale entsteht in unserem Bewusstsein der Gesamteindruck eines bestimmten Geruchs. Diese Vernetzung wird nun durch das regelmäßige Riechtraining gefördert und damit die Wahrnehmung von Gerüchen nicht nur in ihrer Intensität, sondern auch in ihrer Qualität, also wonach etwas riecht, verbessert. Dabei kommt es nicht darauf an, die Trainingsgerüche immer besonders stark riechen zu können. Es reicht, auch nur einen Hauch eines Dufts zu erkennen oder das Gefühl zu haben, eventuell etwas wahrzunehmen, um einen Effekt auf die Verarbeitung von Gerüchen im Gehirn auszulösen.

Es kommt vor allem darauf an, beim Riechtraining die Duftstoffe möglichst konzentriert wahrzunehmen und sich die Gerüche intensiv vorzustellen, um die Verarbeitung im Gehirn optimal zu unterstützen. So profitieren Sie vom Riechtraining, auch wenn Sie subjektiv (noch) gar nichts riechen. Auch wenn Sie das Gefühl haben, dass sich nichts tut, und Sie dadurch demotiviert werden, brechen Sie das Riechtraining nicht zu früh ab. Es wird nämlich oft übersehen, dass die erneute Wahrnehmung von Gerüchen im Gehirn immer der Regeneration im Bereich der Riechschleimhaut nachfolgt.

Somit sollte die Tatsache, keine Gerüche beim Riechtraining wahrzunehmen, nicht von der regelmäßigen Durchführung abhalten. Es kommt nämlich offenbar auch dabei zu einer begleitenden Aktivität in den Hirnarealen, die mit der Verarbeitung von Gerüchen beschäftigt sind. Das Riechen wird somit im „Trockentraining“ vorbereitet.

Wie lange sollte das Riechtraining durchgeführt werden?

Da die Regeneration sowohl auf Ebene der Schleimhaut als auch auf Ebene der Verarbeitung von Gerüchen im Gehirn sehr lange dauern kann, sollte das Riechtraining auch dementsprechend lange durchgeführt werden. Wir empfehlen, mindestens über die ganze Regenerationsdauer die zweimal täglichen Übungseinheiten beizubehalten. Dies kann eventuell auch mehrere Jahre dauern. Sollte im ungünstigsten Fall ein kompletter Ausfall des Riechvermögens vorliegen und sich die Wahrnehmung von Gerüchen gar nicht wiederherstellen lassen, sollte trotzdem mindestens ein Jahr lang trainiert werden.

Riechtraining: die wichtigsten Fakten

- **Anzahl der Duftstoffe:**
  vier möglichst verschiedene Duftkategorien
  (blumig, fruchtig etc.)
- **Riechen Sie jeweils etwa 15 Sekunden an jedem Duftstoff**
  und wiederholen Sie dies einmal.
- **Wie lange pro Trainingseinheit?**
  Insgesamt 30 Sekunden (2 x 15 Sekunden) pro Duft,
  also zwei Minuten
- **Wie oft trainieren?**
  2 × täglich
- **Wie lange soll insgesamt trainiert werden?**
  Solange die Symptome bestehen! Mindestens ein Jahr!
- **Wann kann ich die Duftstoffe wechseln?**
  Alle drei bis vier Monate, eine Wiederverwendung
  später ist möglich.

Welche weiteren Behandlungsmöglichkeiten gibt es?

Obwohl das regelmäßig durchgeführte Riechtraining bei allen Formen einer Riechstörung einen positiven Effekt hat, gibt es noch andere Therapieformen, die das Riechvermögen verbessern können. Diese wirken jedoch nur bei bestimmten Erkrankungen und müssen gezielt eingesetzt werden. Sowohl Ihre Hausärztin bzw. Ihr Hausarzt als auch Ihre Fachärztin bzw. Ihr Facharzt (HNO) sind an der Diagnose dieser recht häufigen Erkrankungen beteiligt. Vor allem der **allergische Schnupfen** und die **chronische Nasennebenhöhlenentzündung mit und ohne Nasenpolypen** (s. S. 80 f.) gehen regelmäßig mit Riech- und Schmeckstörungen einher.

Sobald diese Diagnose feststeht, kann die entsprechende Therapie eingeleitet werden, die dann oft sehr schnell die Symptome verbessert. So hat die Behandlung von Allergien mit Glucocorticoid-haltigen Nasensprays einen sehr guten Effekt, ebenso wie die spezifische Immuntherapie, bei der ansteigende Dosen eines Allergens geimpft werden. Die Indikation zur Allergen-Immuntherapie können alle Spezialist:innen für allergische Erkrankungen verschiedener Fachrichtungen (Allgemeinmedizin, HNO, Dermatologie, Lungenheilkunde, Kinderheilkunde) stellen.

Ist es im Rahmen der Behandlung entzündlicher Erkrankungen der Nasenschleimhaut erwünscht, dass ein Wirkstoff in Form von Nasentropfen bis zur Riechschleimhaut ins Nasendach gelangt, so empfiehlt sich die sogenannte „Kaiteki-Position“ (bedeutet auf Japanisch „angenehm“, s. Abb. S. 75). Dabei liegen Sie am Rücken, legen den Kopf nach hinten in den Nacken und neigen ihn anschließend leicht zur Seite. Dann tropfen Sie ins oben liegende Nasenloch ein, wobei die Tropfen entlang der Nasenscheidewand zur Riechschleimhaut fließen.

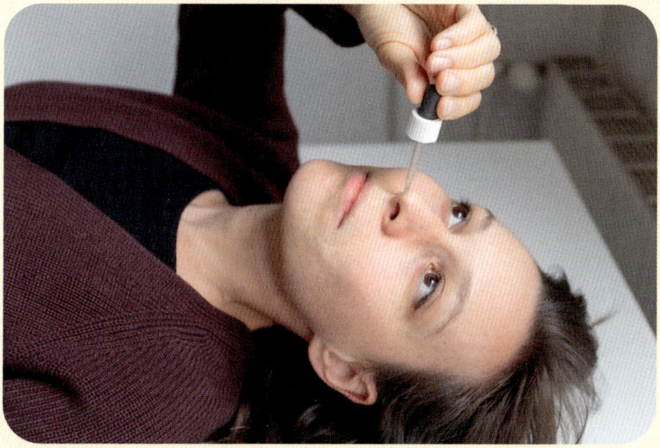

Kaiteki-Position zur Verabreichung von Nasentropfen an die Riechschleimhaut

Die Therapie der chronischen Nasennebenhöhlenentzündung hat sich in den letzten Jahren stark weiterentwickelt. Es stehen nun individuell auf den Erkrankungstyp anwendbare, neue Medikamente zur Verfügung, die zusätzlich zu den wichtigen Basis-Therapeutika (Nasenspülungen, Glucocorticoid-haltige Nasensprays) angewendet werden können. Dabei handelt es sich um gezielte Antikörpertherapien, die zur Blockade bestimmter „Entzündungsauslöser" eingesetzt werden. Neben der ausgezeichneten Wirksamkeit auf Nasenpolypen hat sich auch gezeigt, dass Ihr Geruchssinn oft deutlich verbessert werden kann. Als ein Nachteil der Antikörpertherapien muss die Notwendigkeit der Dauertherapie angesehen werden.

Schlussendlich muss gemeinsam mit Ihnen als Patient:in individuell entschieden werden, ob bei geeigneter Indikation eine Operation der Nasennebenhöhlen zu einer Verbesserung des Geruchssinns führen kann. Wichtig ist zu bedenken, dass neben den positiven Effekten einer Operation auf die Nasenatmung und andere Symptome wie Druckgefühl und Schleimbildung die Verbesserung des Riechvermögens nie exakt vorhergesagt werden kann.

Wird alles wie davor?

Viele von einer Störung des Geruchs- oder Geschmackssinns Betroffene leiden neben der unmittelbaren Einschränkung der Lebensqualität an der Vorstellung, eventuell für längere Zeit oder gar für immer mit diesem Verlust leben zu müssen. Die Frage nach der Prognose, also nach der Wiederherstellung der Einschränkung, ist daher eine sehr wichtige. Dazu gibt es verschiedene Untersuchungen, wobei sich bei den meisten gezeigt hat, dass es drei wichtige Faktoren für die Prognose gibt, nämlich

- das Alter der Betroffenen,
- die Dauer sowie
- den Schweregrad der Riechstörung.

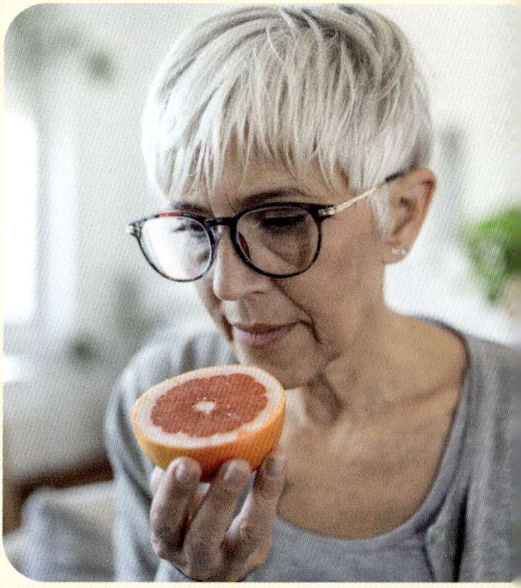

Was bedeutet dies nun im Einzelnen? Erstens spielt das **Alter** insofern eine Rolle, als dass jüngere Patient:innen eine bessere Prognose bekommen als ältere, da die Regenerationsfähigkeit der Gewebe im Alter insgesamt abnimmt. So lässt sich regelmäßig in Studien beobachten, dass das Riechvermögen Gesunder ab dem Altersbereich von etwa 70–80 Jahren deutlich abnimmt. Einschränkend muss jedoch gesagt werden, dass es dabei eine breite Streuung gibt, da die beteiligten Faktoren vielfältig und daher individuell sehr unterschiedlich ausgeprägt sind. So beeinflussen das Riechvermögen neben der Genetik unser Lebensstil (vor allem das Rauchen), Umwelteinflüsse (toxische Substanzen wie zum Beispiel Lösungsmittel, die eingeatmet werden) sowie Erkrankungen, die das Riechvermögen negativ beeinflussen können.

Dies bedeutet aber, dass ein höheres Alter alleine nicht automatisch mit einer schlechteren Prognose einhergehen muss. Mit einer Veränderung des Lebensstils durch die Reduktion gesundheitsschädigender Verhaltensweisen (allen voran des Rauchens, aber auch einer einseitigen Ernährung) kann die Regeneration der Riechschleimhaut verbessert werden.

Der zweite prognostische Faktor betrifft die **Dauer** der Riechstörung. Ein bereits seit Langem bestehender Verlust des Riechvermögens von eventuell mehreren Jahren ist mit einer geringeren Wahrscheinlichkeit der Regeneration verbunden als eine Riechstörung, die erst vor wenigen Monaten aufgetreten ist. Es hat sich jedoch auch für diese Prognose gezeigt, dass es individuell beträchtliche Unterschiede gibt. So können Personen nach traumatisch bedingtem Verlust des Riechvermögens auch nach vielen Jahren wieder riechen. Wir empfehlen daher unabhängig von der Dauer der Beschwerden, das strukturierte Riechtraining auf jeden Fall auch bei nicht bemerkter Besserung über einen längeren Zeitraum durchzuführen.

Schlussendlich spielt auch der **Schweregrad** eine Rolle. Je geringer die Riechstörung ausgeprägt ist, desto besser ist die Prognose. Ein vollständiger Verlust des Riechvermögens führt demnach mit einer geringeren Wahrscheinlichkeit zu einer vollständigen Regeneration als ein lediglich eingeschränktes Riechvermögen. Genauso sollte jedoch auch für diesen prognostischen Aspekt einer Riechstörung die:der einzelne Betroffene nicht voreilig die Hoffnung aufgeben. So liegen Berichte in der wissenschaftlichen Literatur vor, die auch bei Patient:innen mit einem vollständigen Verlust des Riechvermögens nach mehreren Jahren ein wiedererlangtes Riechvermögen beschreiben.

Neben diesen allgemeinen Aspekten der Prognose interessiert Sie sicherlich auch der Verlauf der Regeneration an sich, also wie lange dauert diese und wie wird sie von Betroffenen wahrgenommen?

Hier zeigen sich neben individuell unterschiedlichen Verläufen einige typische Muster. Dazu zählt vor allem die **Parosmie,** die auch als „Fehlriechen" bezeichnet wird. Dieser Begriff beschreibt eine veränderte Wahrnehmung von Gerüchen, wenn zum Beispiel Kaffee nicht mehr nach Kaffee riecht und schmeckt, sondern als sehr unangenehm wahrgenommen wird. Oft werden auch viele Speisen wie zum Beispiel Fleisch oder Zwiebeln als künstlich, ungewohnt unangenehm oder chemisch riechend beschrieben. Diese Wahrnehmungen der Parosmie treten oft zeitverzögert einige Wochen oder Monate nach dem Verlust des Riechvermögens auf. Die genaue Ursache der Parosmie ist bis jetzt nicht geklärt. Wahrscheinlich tritt das Fehlriechen unter anderem im Rahmen der Regeneration der Riechschleimhaut auf, bei der sich die einzelnen Riech-

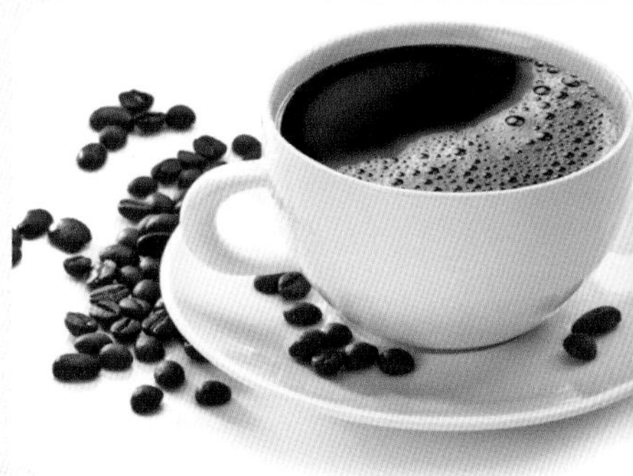

nervenzellen wieder im Riechkolben neu vernetzen und auch die Duftstoffsignale im Gehirn neu bewertet werden müssen.

Der Beginn der Regeneration des Riechvermögens, also der Zeitpunkt einer für die Patient:innen bemerkbaren veränderten Wahrnehmung von Duftstoffen, kann nach wenigen Tagen – wie bei der kurzfristigen Form der Riechstörung im Rahmen einer COVID-Infektion – oder auch nach mehreren Jahren stattfinden. So gibt es Berichte über die **Regeneration des Riechvermögens nach einem Schädelhirntrauma** auch nach mehreren Jahren. Und es dauert danach oft mehrere Jahre, bis sich die subjektive Wahrnehmung von Gerüchen wieder normalisiert. Die Regeneration verläuft dabei meist nicht kontinuierlich, sondern in Schüben. Sie hängt sowohl von der Erneuerung der Riechnervenzellen in der Riechschleimhaut als auch von ihrer Vernetzung im Riechkolben ab. Außerdem kommt die bei der Wahrnehmung von Gerüchen so wichtige Verarbeitung in unserem Gehirn als wichtiger Faktor der Regeneration hinzu. So kann vor allem im Rahmen des Riechtrainings die Erkennung und Bewertung von eventuell in ihrer Qualität veränderten Duftstoffen verbessert werden.

Eine Besonderheit in Bezug auf die Prognose stellt die **chronische Nasennebenhöhlenentzündung mit Nasenpolypen** dar. Hier verbessert eine entzündungshemmende Therapie oder eine Operation das Riechvermögen oft kurzfristig, mit der Zeit kommt es aber nicht selten zu einem erneuten Verlust des Riechvermögens. Das liegt daran, dass diese Form der Riechstörung sowohl der Blockade der Riechspalte (die anatomische Region zwischen der Nasenscheidewand und der seitlichen Nasenwand, die der Zuleitung der Duftstoffe zur Riechschleimhaut dient) als auch der entzündlichen Schädigung der Riechschleimhaut geschuldet ist. Daher kommt es im Rahmen der Therapie einerseits zu einer raschen Verbesserung des Riechvermögens, andererseits macht sich ein Wiederauftreten der Entzündung oft mit einer erneuten Riechstörung als erstes Zeichen bemerkbar.

Was kann ich sonst noch tun?

Neben der Diagnose und Therapie sind für Sie als Patient:innen mit Riech- und Schmeckstörungen auch die begleitenden Maßnahmen und Empfehlungen im täglichen Leben von entscheidender Bedeutung für die Lebensqualität. Damit lässt sich ein Großteil der Einschränkungen sowie negativen Folgen zumindest abmildern. Zu den Bereichen, die speziell beachtet werden sollten, gehören der Umgang mit Lebensmitteln bei der Lagerung, Zubereitung und dem Verzehr, die Körperhygiene, die Wahrnehmung von Gefahren wie Feuer oder Gas sowie der berufliche Umgang mit einem verminderten oder fehlenden Geruchssinn.

Lebensmittel

Um ein frühzeitiges Verderben zu verhindern, sollte besonders auf eine optimale Lagerung (kühl und trocken) geachtet und das Kaufdatum auf leicht verderblichen Lebensmitteln vermerkt werden, sofern keine Haltbarkeitsdaten angegeben sind. Vor dem Verzehr ist eine genaue Kontrolle mit dem Auge wichtig und bei Zweifel ist, wenn möglich, eine Kontrolle des Geruchs von einer gesunden Person vorzunehmen. Bei Bedenken muss das Lebensmittel auch einmal frühzeitig entsorgt werden, um gesundheitsschädliche Folgen zu vermeiden.

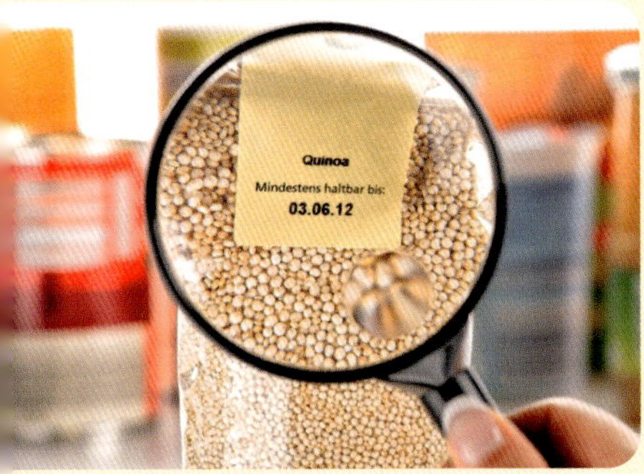

Körperhygiene

In Bezug auf den eigenen Körpergeruch führt der Verlust des Geruchssinns oft zu Unsicherheiten. Dies hat mitunter ein zu häufiges Waschen der Kleidung oder des Körpers zur Folge. Seltener wird dieser wichtige Bereich ganz übersehen, ein starker Körpergeruch kann sozial nachteilige Folgen im Berufs- als auch Privatleben nach sich ziehen. Deshalb ist es wichtig, regelmäßig auf die Körper- und Wäschehygiene zu achten. Hilfreich können dabei die Körperhygiene und der Wäschewechsel nach einem vorgegebenen Zeitplan sein. Auch nach dem Sport oder körperlicher Anstrengung ist eine entsprechende Körperhygiene sinnvoll.

Gefahren

Bei Verlust des Geruchssinns ist auf jeden Fall auch die Anschaffung von Rauchmeldern in Küche, Schlaf- und Wohnräumen erforderlich. Diese Geräte sind kostengünstig und in vielen verschiedenen Ausführungen erhältlich und können im Unglücksfall das Leben retten. Ebenfalls trifft dies für Gasmelder zu, falls zum Kochen oder Heizen Gas verwendet wird.

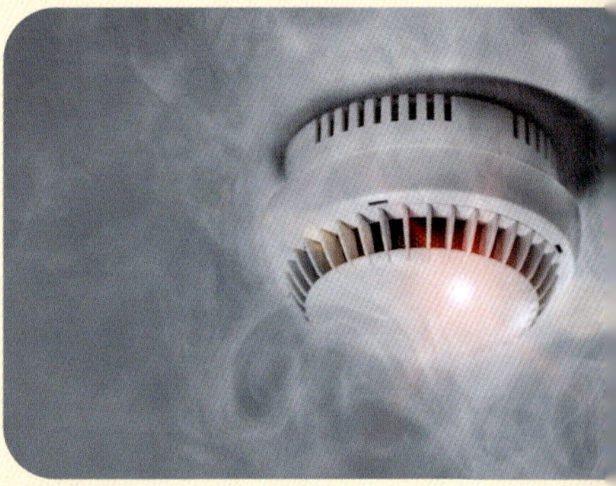

Beruf

Was im häuslichen Bereich zutrifft, ist auch für die Berufswelt von Bedeutung. Also muss auch hier darauf geachtet werden, vor möglichen Gefahren geschützt zu sein. Sie sollten darauf achten, dass beim

Umgang mit gesundheitsgefährdenden Stoffen (z. B. in der chemischen Industrie) oder mit Gasen keine schädliche Exposition entsteht. Technische Vorkehrungen wie entsprechende elektronische Melder müssen vorhanden sein. Ebenso hilfreich sind Kolleg:innen, die mit gesunden Nasen Hinweise auf Gefahren geben können.

Was kann ich in der Küche berücksichtigen?

Wie bereits ausführlich behandelt, stellt die Einschränkung der Wahrnehmung beim Essen einen wesentlichen Bestandteil des Beschwerdebilds nach einer Störung des Riech- und Schmeckvermögens dar. Sie als Betroffene:r leiden darunter oft am meisten, daher kommt der Zubereitung von Speisen eine besondere Bedeutung zu. Mit dem Sinnesverlust geht für viele das Interesse am Kochen vollständig verloren. Zusätzlich wirkt sich die häufig auftretende altersbedingte Abnahme des Riech- und Schmeckvermögens negativ auf die Aroma-Wahrnehmung aus (dies kann zu Desinteresse an der Nahrungsaufnahme generell, in weiterer Folge zu Essstörungen im Alter und im schlimmsten Fall zu Mangelernährung führen).

Trotz vermindertem oder verloren gegangenem Geruchssinn können Sie durch entsprechende Stimulation der anderen Sinne eine teilweise Kompensation erlangen.

Daher sollten Sie unbedingt versuchen, bei der Zubereitung von Speisen eine möglichst **große Vielfalt von Sinnesreizen** zu stimulieren.

Es kommt dabei aber nicht auf die Menge der Reize an. Insbesondere wäre es kontraproduktiv, zum Beispiel lediglich mehr Geschmacksreize (also süß, sauer, salzig, bitter und umami) zu verwenden. Statt zum gewünschten Effekt kommt es etwa durch die Beigabe großer Mengen von Zucker zu einer Adaptation, also wird diese Geschmacksqualität mit der Zeit immer weniger wahrgenommen. Daher sollte beim Kochen eher weniger gezuckert und auch gesalzen werden, so nimmt mit der Zeit die Empfindlichkeit auf die unterschiedlichen Geschmacksqualitäten wieder zu. Außerdem werden negative Gesundheitsfolgen durch die Verwendung hoher Mengen an Zucker und Salz vermieden. Mithilfe einer Küchenwaage können Sie Rezepte entsprechend anpassen und auch schnell wiederholt zubereiten.

Wie erzielen Sie nun die angesprochene Vielfalt an Sinnesreizen?

Hier kommt der Kombination der unterschiedlichen Qualitäten eines Sinneskanals eine besondere Bedeutung zu. Also sollte beim Kochen immer versucht werden, **zumindest zwei oder besser drei Grundgeschmacksqualitäten** einzusetzen, diese aber wie gesagt in niedrigen Dosierungen. So trägt zum Beispiel eine leichte Süße auch bei einem pikanten Gericht, das vorwiegend salzige Bestandteile enthält, zu einem abgerundeten Gesamtbild bei. Zusätzlich kann fast immer mit einigen Spritzern Zitrone eine leichte, angenehme Säure in das Gericht eingebracht werden. Die Zugabe von etwas Glutamat (z. B. aus dem Asia-Shop in Form von Sojasauce oder reinem Pulver) oder die Verwendung von Glutamat-haltigen Lebensmitteln (Tomaten, Thunfisch, Makrelen, Pilze, Käse) verbessert auch den Feingeschmack. Auf jeden Fall lohnt es sich, mit den Grundgeschmäckern zu experimentieren.

Weiters ergeben sich durch den Fühlnerv, also durch die vom Trigeminus vermittelten Empfindungen, vielfältige Möglichkeiten, den Feingeschmack und damit Ihr Erlebnis beim Essen zu verbessern. Dazu gehören drei Bereiche, nämlich **Schärfe, Temperatur und Konsistenz.** Durch die vorsichtige Dosierung von Chili, Pfefferoni, Senf, Kren (Meerrettich),

Wasabi, Pfeffer, Ingwer und auch Zimt oder Gewürznelke werden unterschiedlich stark ausgeprägte Empfindungen von Schärfe ausgelöst. Ebenso kann durch die Kombination verschieden temperierter Zutaten in einer Speise eine besondere Wahrnehmung hervorgerufen werden. So entstehen interessante Kombinationen, etwa bei Speiseeis mit heißen Himbeeren, aber auch bei einer heißen Tomatensuppe mit kalter Sahne. In diesem Fall vermitteln die Tomaten neben süßen und säuerlichen Geschmacksqualitäten vor allem den Geschmack von umami. Zusammen mit etwas Pfeffer und Salz kann dadurch auch für Anosmiker:innen ein wohltuender Feingeschmack erzielt werden.

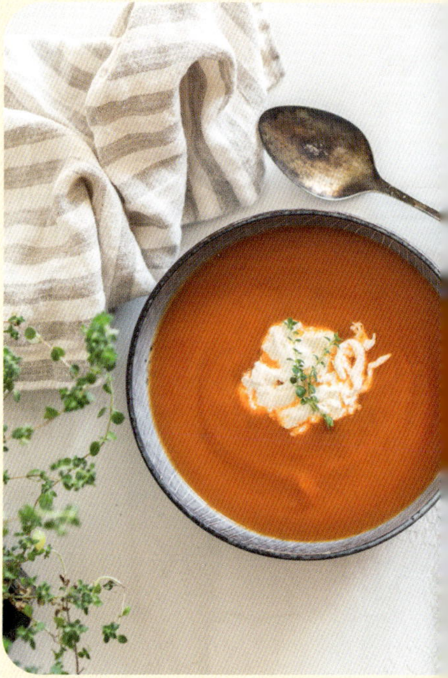

Der dritte Bereich, den es bei der Zubereitung von Speisen zu beachten gilt, ist die Konsistenz. Darunter versteht man die stofflichen Eigenschaften der Nahrungsmittel, also wie weich oder hart, knusprig oder gelartig die Bestandteile unserer Nahrung sind. Verschiedene Konsistenzen in einer Speise vermitteln somit wiederum ein interessantes Feingeschmackserlebnis. Damit kann dem eintönigen Empfinden bei Fehlen der Duftstoffanteile, die sonst beim Essen vom Rachen her wahrgenommen werden, entgegengewirkt werden.

Experiment zu Schärfe, Temperatur und Konsistenz

Da die Wahrnehmung dieser Aspekte individuell sehr unterschiedlich ist, hilft es, die individuelle Rezeptur durch Ausprobieren herauszufinden. Dazu bereiten Sie eine einfache Speise (z. B. eine cremige Tomatensuppe oder ein Gemüse- oder Rindfleischcurry wie immer zu. Teilen Sie nun die gesamte Portion in vier gleiche Teile, wobei Sie einen Teil unverändert belassen und in den zweiten und dritten jeweils die bevorzugte Extra-Schärfe (z. B. durch Ingwer oder Pfeffer) und Konsistenz(en) (z. B. knusprig gebratenen Speck oder gehackte Nüsse) hinzufügen. In den letzten Teil fügen Sie sowohl die Schärfe als auch die Konsistenz hinzu. Nun verkosten und bewerten Sie alle vier Portionen in der beschriebenen Reihenfolge und versuchen außerdem, die für Sie optimalen Mengen der Zutaten zu ergänzen.

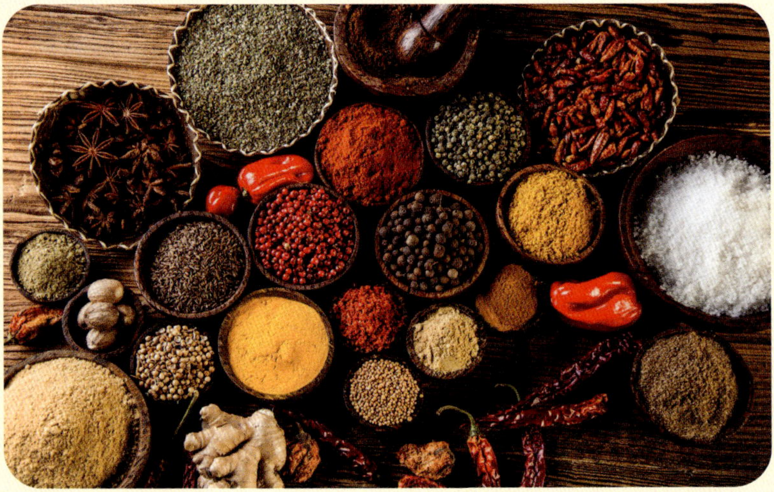

Nicht zu vergessen ist schlussendlich unser **Sehsinn** – „Das Auge isst mit“. Daher kann eine besonders sorgfältige und ansprechende Präsentation der Zutaten eines Mahls den Genuss trotz verminderter geschmacklicher Reize steigern. Ebenso trägt unser **Gehörsinn** zum Feingeschmackserlebnis bei. Dabei vermitteln die beim Zerkleinern der Nahrung entstehenden Geräusche ebenfalls einen nicht unerheblichen Anteil der Wahrnehmung beim Essen (z. B. ganze oder gehackte Nüsse und Sonnenblumen-/Kürbiskerne, gebratener Speck oder Kartoffelchips).

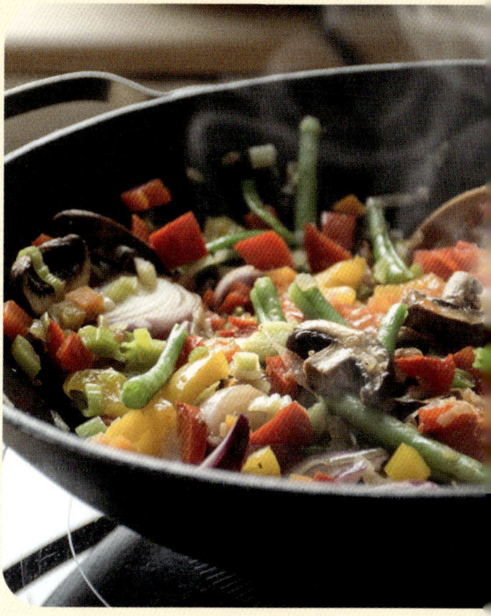

Um ein optimales Geschmackserlebnis beim Essen zu genießen, sollten Sie so oft wie möglich selbst kochen. Dadurch können die für Sie besten Kombinationen von Sinnesreizen ausgewählt werden und die gewünschten Mengen der Zutaten gewählt werden. Dies hebt den Genuss noch einmal an.

Bitte geben Sie die Hoffnung nicht auf.

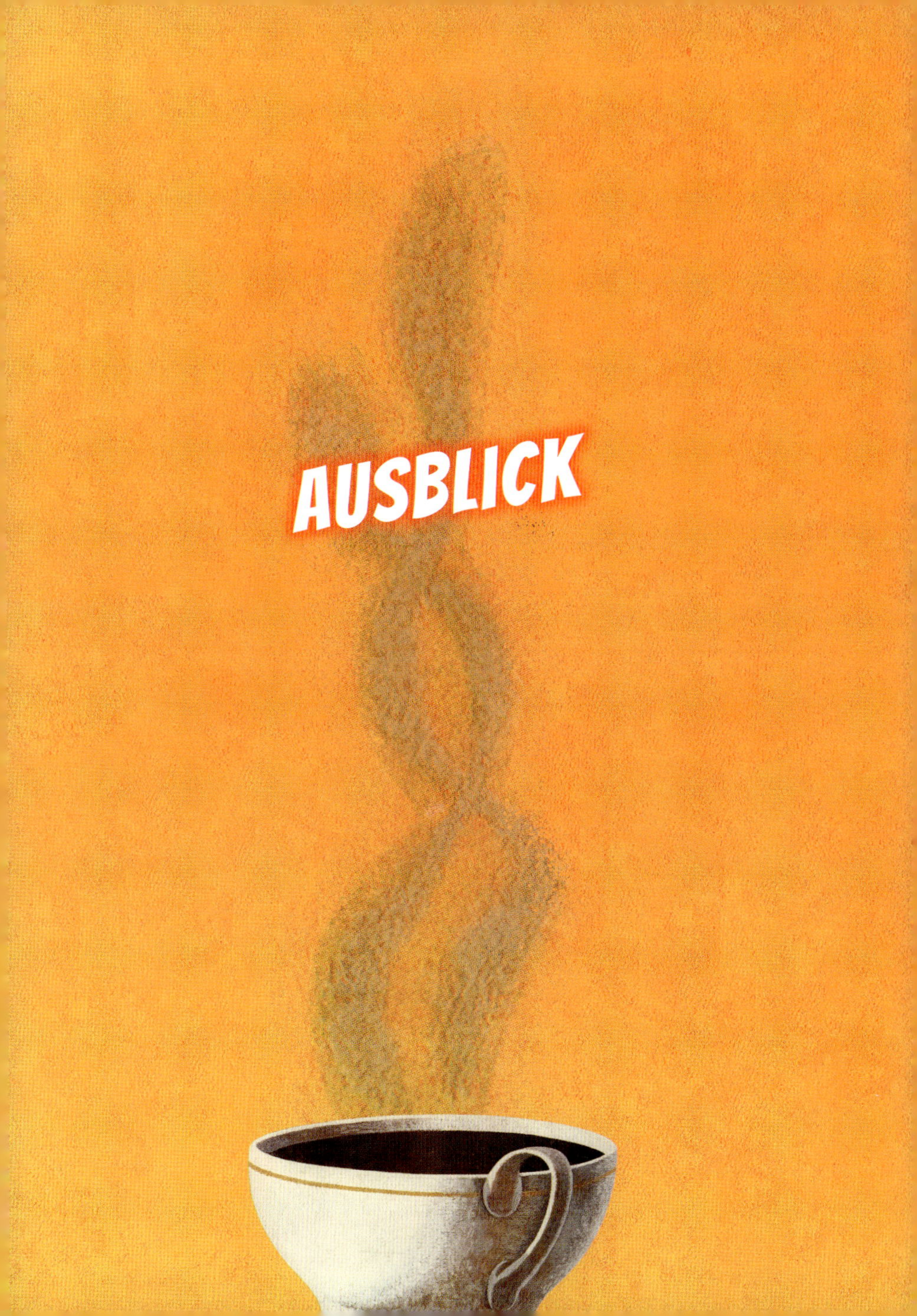
AUSBLICK

Was wird die Zukunft bringen?

Nicht zuletzt durch die COVID-19-Pandemie und die damit einhergehende Häufung von Patient:innen mit Riech- und Schmeckstörungen hat sich die Forschung auf diesem Gebiet drastisch erhöht. Sowohl im Bereich der Grundlagenforschung als auch der klinischen Forschung sind die Studienzahlen zur Therapie des Riechverlusts im Vergleich zur Zeit vor der Pandemie um ein Vielfaches gestiegen. Dies betrifft die Suche und Anwendung neuer Arzneimittel zur Wiederherstellung des verloren gegangenen Geruchssinns ebenso wie die Untersuchung bekannter Wirkstoffe, die in anderen Bereichen der Medizin schon lange angewendet werden. Dies hat den Vorteil, dass die Anwendung am Menschen schon lange beobachtet wird und gravierende unerwünschte Wirkungen in der Therapie von Riechstörungen besser vorhersehbar sind als bei gänzlich neuen Substanzen. Die Form der Anwendung ist dabei sowohl systemisch – also als Tabletten oder Infusionen – als auch lokal in Form von Nasensprays oder Nasentropfen denkbar. Ob und wann es zu einem Durchbruch in der medikamentösen Behandlung von Riech- und Schmeckstörungen kommen wird, ist derzeit jedoch nicht vorherzusagen. Zu kompliziert scheinen die vielfältigen Mechanismen in der Verarbeitung und Wahrnehmung von Duftstoffen zu sein.

Ebenso wenig vorhersagbar ist der mögliche Einsatz von Stammzellen im Bereich der Riechschleimhaut. Damit wäre es theoretisch denkbar, die Basalzellen in der Riechschleimhaut, die beim Gesunden selbst als Stammzellen fungieren, neu zu programmieren und quasi „wiederzubeleben". Woher die Zellen beim Menschen dafür entnommen werden und vor allem wie und wann sie beim Menschen eingesetzt werden könnten, ist jedoch derzeit unklar und nicht über das Tierversuchsstadium hinausgewachsen.

Noch nicht spruchreif für den klinischen Einsatz, jedoch mit großen finanziellen Fördermitteln bedacht und durchaus erfolgversprechend, ist die Erforschung von Riechimplantaten. So wird derzeit ein multizentrisches Projekt von Geldern der EU gefördert, das unter dem Namen **ROSE** (**R**estoring **O**dorant detection and recognition in **S**mell d**E**ficits) geführt wird. Was kann man sich darunter vorstellen – und vor allem wo liegen die Schwierigkeiten bei der Verwirklichung eines Riechimplantats beim Menschen? Der technologische Ersatz eines menschlichen Sinneskanals wurde ja bereits vor vielen Jahrzehnten erreicht, nämlich die Stimulation des Hörnervs anhand von Implantaten bei gehörlos geborenen Kindern oder ertaubten Erwachsenen. Dabei wird der Schall über ein Mikrofon aufgenommen, in einem Prozessor verarbeitet und mittels feiner Elektroden, die durch eine Operation in die Schnecke des Innenohrs eingeführt werden, an die Hörnervenzellen weitergegeben. Das Ziel ist es nun, diese technologische und medizinische Meisterleistung auf das Riechsystem zu übertragen, was jedoch ungleich schwieriger erscheint. So liegt der Riechkolben oberhalb der Nasenhöhle frei im Gehirn. Außerdem werden Duftstoffe ganz anders codiert, somit ist die Entwicklung geeigneter elektronischer Nasen (analog zum Mikrofon) und entsprechender Stimulationstechniken der Riechbahn (mittels spezieller Elektroden) um einiges komplizierter.

Das Wichtigste in Kürze

Der Mensch verfügt über einen hoch entwickelten Geruchssinn.

Dachte man früher noch, dass wir nur über ein rudimentäres Riechvermögen verfügen, so zeigen neuere Untersuchungen, dass die Empfindlichkeit der menschlichen Nase in manchen Bereichen den tierischen Spürnasen nahekommt.

Drei chemische Sinne arbeiten zusammen (Riechen – Schmecken – Fühlen).

Durch das Zusammenwirken von Geruchs- und Geschmackssinn und Fühlnerv (Trigeminus) sind wir in der Lage, das komplexe Zusammenspiel der Nahrungsbestandteile zu erleben. Insbesondere Temperatur und Konsistenz, die über den Fühlnerv vermittelt werden, können das Geschmackserlebnis bei Personen mit einem Verlust des Riechvermögens teilweise ersetzen.

Wir schmecken mit der Nase und allen anderen Sinnen.

Die feinen Nuancen aromatischer Nahrungsmittel werden beim Essen über die Mundhöhle von hinten zur Riechschleimhaut ins Nasendach transportiert. Was wir dann als „Feingeschmack“ wahrnehmen, ist ein Zusammenspiel aller Sinne (Riechen – Schmecken – Fühlen – Sehen – Hören) und wird im Gehirn zu einem Gesamtbild zusammengesetzt.

Auswirkungen von Riech- und Schmeckstörungen können gravierend sein.

Durch den Ausfall der Warnfunktion kommt es eventuell dazu, dass Rauch, Feuer und austretendes Gas nicht rechtzeitig bemerkt werden. Ebenfalls können verdorbene Lebensmittel irrtümlich eingenommen werden. Schließlich kann es durch mangelnde Körperhygiene zu sozialen Auswirkungen kommen, wenn der eigene Körpergeruch nicht wahrgenommen wird.

Hilfsmittel wie Rauch- und Gasmelder sind wichtig.

Um den negativen Folgen von Riechstörungen vorzubeugen, ist insbesondere die Anschaffung von Rauch- und gegebenenfalls Gasmeldern anzuraten.

Riechstörungen sind häufig.

Etwa 20 Prozent der Bevölkerung verfügen über ein vermindertes Riechvermögen. 5 Prozent davon können fast gar nicht riechen.

Die Ursachen von Riechstörungen sind vielfältig.

Zu den häufigsten Ursachen von Riechstörungen gehören Infektionen (z. B. im Rahmen einer COVID-Erkrankung), Unfälle mit Kopf-Beteiligung, Erkrankungen der Nase und der Nasennebenhöhlen (z. B. Allergie und Nasenpolypen). Seltenere Ursachen sind neurologische Erkrankungen, angeborene Riechstörungen oder vorangegangene Operationen.

Vor der Therapie steht die Diagnose.

Besonders wichtig bei Patient:innen mit Riech- oder Schmeckstörungen ist eine genaue Diagnose. Diese besteht neben der ausführlichen Erhebung der Krankengeschichte aus der HNO-Untersuchung und aussagekräftigen Riechtests. Individuell sollte auch an eine Bildgebung gedacht werden.

Die Therapie von Riech- und Schmeckstörungen richtet sich nach der Ursache.

Da die Ursachen von Riech- und Schmeckstörungen vielfältig sind, muss auch die Behandlung angepasst erfolgen. Insbesondere Erkrankungen der Nase und der Nasennebenhöhlen sind modernen Therapien zugänglich.

Das Riechtraining wirkt bei Riechstörungen und ist einfach und selbstständig durchführbar.

Unter dem strukturierten Riechtraining versteht man das Riechen an vier verschiedenen Duft-Aromaölen für insgesamt etwa zwei Minuten zweimal täglich. Dadurch wird die Regeneration der Riechschleimhaut angeregt sowie das „Riechhirn“ trainiert. Wichtig ist es, das Riechtraining langfristig bis zur Besserung der Beschwerden, eventuell auch länger als ein Jahr, durchzuführen.

Kontaktadressen

HNO-Gesellschaften: Deutschland, Österreich, Schweiz

Deutsche Gesellschaft für Hals-Nasen-Ohren-Heilkunde

Kopf- und Hals-Chirurgie e. V.
Friedrich-Wilhelm-Straße 2
53113 Bonn
Deutschland
T: +49 (0)228 923 922-0
E: info@hno.org
www.hno.org

Österreichische Gesellschaft für Hals-, Nasen- und Ohrenheilkunde, Kopf- und Halschirurgie

c/o Mondial Congress & Events
Operngasse 20b
1040 Wien
Österreich
T: +43 (0)1 588 04 800
E: sekretariat@hno.at
www.hno.at

Schweizerische Gesellschaft für Oto-Rhino-Laryngologie, Hals- und Gesichtschirurgie

IMK Institut für Medizin und Kommunikation AG
Münsterberg 1
4001 Basel
Schweiz
T: +41 (0)61 561 53 53
E: sekretariat@orl-hno.ch
www.orl-hno.ch

Wissenschaftliche Gesellschaft mit Beteiligung von Deutschland, Österreich und Schweiz

Arbeitsgemeinschaft Olfaktologie und Gustologie der Deutschen Gesellschaft für Hals-Nasen-Ohren-Heilkunde, Kopf- und Hals-Chirurgie

Die Arbeitsgemeinschaft fördert die Fort- und Weiterbildung, die Forschung und klinische Anwendung auf dem Gebiet der Olfaktologie und Gustologie.

https://olfaktologie.hno.org

Anhang

Begriffserklärungen

Adaptation: Gewöhnung an vorhandene Gerüche, die wir dadurch nach einiger Zeit nicht mehr wahrnehmen

Ageusie: fehlendes Schmeckvermögen

Anamnese: Befragung der Patient:innen mit dem Ziel, die genaue Entstehungsgeschichte der Beschwerden und wichtige Informationen dazu zu erheben

Anosmie: fehlendes Riechvermögen (kongenitale A.: angeboren; spezifische A.: einzelne Duftstoffe betreffend; funktionelle A.: Restfunktion der Geruchswahrnehmung kann vorliegen, die jedoch für den Alltag keinen Nutzen bringt)

Anosmiker:innen: Personen mit fehlendem Geruchssinn

Antikörpertherapie: Antikörper werden hier gezielt zur Immunabwehr eingesetzt; sie erkennen gezielt bestimmte Merkmale auf Krankheitserregern, Zellen und Fremdstoffen

Aromen: spezifische Gerüche oder Geschmäcker, die durch chemische Stoffe oder Stoffgemische hervorgerufen werden

basal: unten, an der Grundfläche gelegen

Basalzellen: Reservezellen der Riechschleimhaut, von denen die Regeneration ausgeht

Chemosensorik: Sinneswahrnehmung chemischer Substanzen aus der Umgebung

Computertomografie (CT): ein bildgebendes Verfahren in der Radiologie

Dysgeusie: Oberbegriff für Störungen des Schmeckvermögens

Dysosmie: Oberbegriff für Störungen des Riechvermögens

EEG (Elektroenzephalographie): eine Untersuchung, die die elektrische Aktivität des Gehirns grafisch darstellt; sie wird in der Neurologie eingesetzt

Elektrolythaushalt: besteht aus Elektrolyten, das sind Stoffe wie Salze, Säuren und Basen (u. a. Magnesium, Kalzium, Natrium, Kalium, Phosphat und viele mehr); diese müssen über die Nahrung aufgenommen werden, denn der Körper kann sie nicht selbst herstellen. Eine konstante Konzentration der Elektrolyte ist wichtig, damit der Elektrolythaushalt viele wichtige Lebensprozesse ausführen kann.

Endoskopie: eine Untersuchungsmethode, mit der das Innere des menschlichen Körpers untersucht werden kann

Feingeschmack (engl. „flavor"): Wahrnehmung beim Essen und Trinken durch die Verbindung von Geschmack (süß, sauer, salzig, bitter, umami) und Geruch; es sind alle klassischen fünf Sinne des Menschen beteiligt

Flavor = Feingeschmack

Fühlnerv = Trigeminus = 5. Hirnnerv

Geruchsschwelle: die Schwelle, an der ein Duftstoff oder Riechstoff von einem Organismus olfaktorisch wahrgenommen wird

Geschmacksknospe: zwiebelförmige Struktur in der Mundschleimhaut; diese beherbergt neben anderen Zelltypen die Sinneszellen des Geschmackssinns

Geschmackspapillen: Vorwölbungen des Bindegewebes in der Zungenschleimhaut; unterschieden werden Pilz-, Blatt- und Wall-Papillen

Glucocorticoide: entzündungshemmende Substanzen, die entweder in der Nebennierenrinde oder synthetisch hergestellt werden

Grobgeschmack = Grundgeschmack: Hier wird nur nach den Qualitäten süß, sauer, salzig, bitter und umami unterschieden

Großhirnrinde: die äußere, an Nervenzellen (Neuronen) reiche Schicht des Großhirns

Habituation: Gewöhnung

Hippocampus: einer der ältesten Hirnteile, wichtig für Gedächtnis und Erinnerung; direkte Verbindung mit dem Geruchssinn

Hirnstamm: der entwicklungsgeschichtlich älteste Teil des Gehirns, der aus dem Mittelhirn, der Brücke und dem verlängerten Mark besteht; er ist die Schnittstelle zwischen dem übrigen Gehirn und dem Rückenmark und für wichtige Funktionen wie Herzfrequenz, Blutdruck und Atmung verantwortlich

Identifikationstest: Test, bei dem bestimmte Gerüche benannt werden müssen; meist wird eine Antwortliste sämtlicher vorgelegter Gerüche parallel angeboten

Insula: Großhirnlappen in der Tiefe des Gehirns; vor allem an der Geschmackswahrnehmung, aber auch an der Geruchswahrnehmung beteiligt

Kaiteki-Position: besonders geeignete Liegeposition zur Verabreichung von Nasentropfen an die Riechschleimhaut

Limbisches System: entwicklungsgeschichtlich alter Hirnteil, der als Schaltstelle zur Steuerung von Emotionen wirkt und einen direkt Zugang vom Geruchssinn hat

Magnetresonanztomografie (MRT): ein bildgebendes Verfahren, das vor allem in der medizinischen Diagnostik zur Darstellung von Struktur und Funktion der Gewebe und Organe im Körper eingesetzt wird

Mandelkern: Teil des Limbischen Systems, zuständig für Emotion und Gedächtnis

Meningeome: langsam wachsende, gutartige Tumore der vorderen Schädelbasis

Nasendach: oberste Begrenzung der Nasenhöhle

Nasenmuscheln: dünne Knochenblättchen, die sich an der Seite der Nasenhöhle befinden und die Atmung beeinflussen; unterschieden werden die obere, mittlere und untere Nasenmuschel

Nasennebenhöhlen: luftgefüllte Räume, die die Nasenhöhle umgeben

Nasenscheidewand: mittelständige Trennwand der Nase

nerval: zum Nervensystem gehörend

neurochirurgisch: operative Behandlung von Erkrankungen bzw. Schädigungen des Nervensystems

neurodegenerative Erkrankungen: Erkrankungen des Nervensystems, die zu einer verminderten Funktion führen (z. B. Alzheimer- oder Parkinson-Erkrankung)

neurologisch: das Nervensystem betreffend

Neurone: Nervenzellen

olfaktorisch: den Geruchssinn betreffend

orthonasal: Wahrnehmung von Gerüchen beim Einatmen durch die Nase

Parosmie: Fehlriechen; Gerüche werden anders als gewohnt wahrgenommen, meist unangenehm (veralteter Begriff: Kakosmie)

peripher: in den äußeren Zonen des Körpers liegend

postinfektiös: nach einer Infektion (Entzündung)

posttraumatisch: nach einem Trauma entstanden oder auftretend

Raumforderung: Volumenzunahme oder Neubildung einer Struktur im Körperinneren

respiratorisch: die Atmung (Respiration) betreffend

retronasal: Duftstoffe gelangen dabei während des Kauens und Schluckens von der Mundhöhle über den Rachen in das Dach der Nasenhöhle und damit zur Riechschleimhaut

Rezeptortyp: Rezeptoren sind Bestandteile in den Zellen des Körpers, die bestimmte Signale oder Reize empfangen können; sie befinden sich u. a. in den Sinneszellen der Sinnesorgane, hier werden unterschiedliche Typen unterschieden

Rhinitis: Entzündung der Nasenschleimhaut

Riechkolben (Bulbus olfactorius): der Teil des Riechhirns, der für den Empfang und die Verarbeitung von Gerüchen verantwortlich ist

Riechspalte: anatomische Region zwischen der Nasenscheidewand und der seitlichen Nasenwand, die der Zuleitung der Duftstoffe zur Riechschleimhaut dient

ROSE: (Restoring Odorant detection and recognition in Smell dEficits): ein in Entwicklung befindliches Riechimplantat

Schädelhirntrauma: eine Schädel-Hirn-Verletzung (auch Hirnverletzung), die aufgrund einer äußeren Ursache entstanden ist

Scheitellappen (Parietallappen): hinterer und seitlicher Teil des Großhirns

Schläfenlappen (Temporallappen): der zweitgrößte Lappen des Großhirns, hier erfolgt die Verarbeitung von Seh- und Hörsinn, Sprache, Gedächtnis, Emotionen und Schmerz

Sensoriker:innen: Personen, die die Eigenschaften von Nahrungsmitteln bezüglich Geruch und Geschmack bewerten

sensorineurale Riechstörung: alle Formen von Riechstörungen, deren Ursache in Pathologien der Riechnervenzellen oder des Gehirns liegen

sensorisch: Sinnesorgane bzw. Sinnesempfindungen betreffend

sinunasal: die Nasenhöhlen und/oder Nasennebenhöhlen betreffend

Sinusitis: Entzündung der Nasennebenhöhlen

Stammzellen: wenig differenzierte Körperzellen, die sich in verschiedene Zelltypen oder Gewebe ausdifferenzieren können

Stützzellen: Zellen der Riechschleimhaut, die für die Funktion der Riechnervenzellen erforderlich sind

toxisch: giftig, schädlich

Transmitter: Botenstoffe zwischen den Nervenzellen

Trigeminus = Fühlnerv = 5. Hirnnerv: unter anderem für die Wahrnehmung von Berührung, Temperatur und Schärfe in Mund, Nase und Gesicht verantwortlich

umami: der fünfte Geschmack (von japan. „umami“: köstlich); in geringer Konzentration angenehm schmeckend – wie Hühnersuppe; ein hoher Glutamatgehalt befindet sich z. B. in Tomaten, Thunfisch oder Käse

weicher Gaumen: der hintere, bewegliche Teil des Gaumens

Stichwortverzeichnis

Über die Autoren

Christian A. Müller

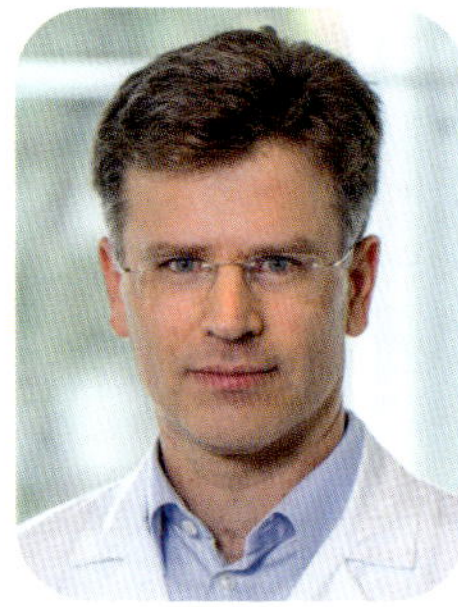

© MedUni Wien – Matern

Studium der Medizin und Ausbildung zum Facharzt für Hals-, Nasen- und Ohrenkrankheiten an der Medizinischen Universität Wien. 2001–2002 wissenschaftliche Tätigkeit als Postdoc am Institut für Physiologische Pharmakologie von Gerd Kobal an der Universität Erlangen-Nürnberg mit dem Schwerpunkt der Diagnose von Riech- und Schmeckstörungen. 2009 Habilitation zum Thema „Klinik der Chemischen Sinne“. Seit 2012 assoziierter Professor an der Medizinischen Universität Wien mit Lehr- und Forschungstätigkeit neben der klinischen Tätigkeit mit Schwerpunkt Rhinologie. Leitung der Spezialambulanz für Riech- und Schmeckstörungen.

Bertold Renner

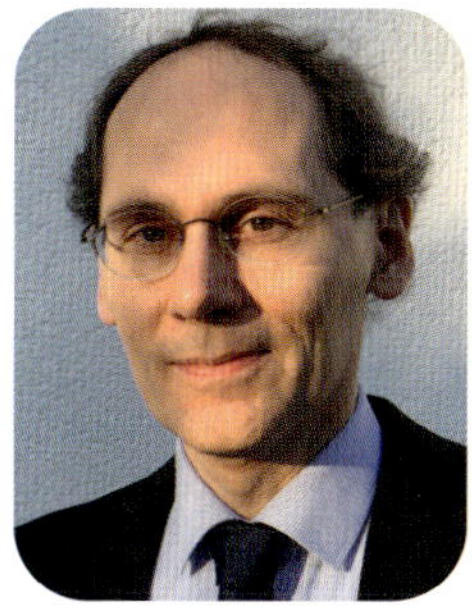

© privat

Studium der Medizin an der Friedrich-Alexander-Universität Erlangen-Nürnberg. Promotion zum Thema „Extrazelluläre Ableitungen primärer Afferenzen des Nervus trigeminus aus dem Ganglion Gasseri nach chemischer Stimulation der Nasenschleimhaut" und langjährige Tätigkeit im Bereich der objektiven Olfaktometrie in der Abteilung Physiologische Pharmakologie am Institut für Experimentelle und Klinische Pharmakologie und Toxikologie der FAU Erlangen-Nürnberg. Seit 2012 Facharzt für Klinische Pharmakologie, 2013 Habilitation und Erhalt der Venia legendi für das Fach Klinische Pharmakologie. Ruf an die TU Dresden 2019 als Professor für Preclinical and Early-Phase Clinical Pharmacology am Institut für Klinische Pharmakologie an der Medizinischen Fakultät Carl Gustav Carus der TU Dresden.